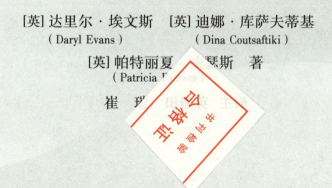

护理实践与转化译丛

健康促进与公共卫生

（原书第3版）

Health Promotion and
Public Health for Nursing Students

(Third Edition)

［英］达里尔·埃文斯　　［英］迪娜·库萨夫蒂基
（Daryl Evans）　　　　（Dina Coutsaftiki）

［英］帕特丽夏·桑瑟斯　著
（Patricia F...）

崔　玲　田向阳　等译

重庆大学出版社

译者名单

主　译：崔　璀　田俊英

副主译：陈新红　彭建衡　张　炜　赵　涵　周恒宇

参　译：赵　彤　王翱祥　陈俊如　余　璐

译者序

    在人类健康治理面临范式重构的21世纪，我们正站在多重文明危机的交汇点：银色浪潮冲击传统医疗体系，气候变迁重塑疾病传播版图，数字鸿沟加剧健康资源失衡，全球疫情暴露系统脆弱性。在这幅充满张力的健康图景中，《健康促进与公共卫生》的译介犹如架设起跨学科的认知桥梁，为破解复合型健康挑战提供了兼具战略视野与实践智慧的系统方案。

    本书系统全面地探讨了健康促进与公共卫生的基础理论、政策框架、实践策略及其社会影响。从健康定义入手，书中逐步深入分析了健康促进的目标、方法和策略，并通过丰富的案例分析揭示了健康促进在实际操作中的复杂性与挑战性。特别地，书中的讨论不仅凸显了护理学在健康促进中的核心地位，还强调了公共卫生政策在应对全球健康问题中的关键作用。

    健康促进的核心目标是通过提升个体与群体的健康水平，帮助人们实现更长久、更充实的生活。本书指出，健康促进不仅限于疾病预防，它更注重提升个体与社区的健康意识、健康行为及健康环境。通过教育沟通、政策倡导、环境改善等多种方式，跨领域的健康促进合作显得尤为关键。尤其是在全球公共卫生挑战愈发严峻的背景下，健康促进的目标已不再局限于个体层面，而是逐步扩展为更广泛的社会目标。

    公共卫生政策的成功实施不仅依赖于政策设计的科学性，还需要高效的执行体系、完善的健康数据支持以及多方参与的协同合作。健康促进的真正目标不仅是减少疾病负担，更在于通过社会机制的变革，创造一个有利于健康的社会环境。这意味着，健康促进必须超越单纯的个体治疗，转向对群体行为、社会结构和政策导向等方面的综合性干预。

在本书中，护理学被视为健康促进与公共卫生政策的重要支柱。护理专业人员不仅是疾病治疗和护理的执行者，更是健康促进战略的积极倡导者。书中通过对护理学在健康促进中的角色进行深入分析，突出显示了护理人员在患者教育、健康管理、疾病预防等领域的独特贡献。此外，本书还强调了护理人员在公共卫生系统中与医生、社会工作者、公共卫生专家等其他专业人员紧密合作，共同推动健康促进目标的实现。

在这种背景下，我们有必要展望未来，思考健康促进的发展方向与演变。首先，科技进步将为健康促进带来新的机遇。数字健康技术、大数据分析和人工智能等新兴技术将为公共卫生领域提供更多创新的解决方案。例如，通过健康数据监测与分析，可以及时发现疾病风险并进行个性化干预；借助远程医疗和在线健康教育，可以突破地域限制，实现对偏远地区的健康服务覆盖。其次，跨学科的合作将是未来健康促进成功的关键。单一学科的努力往往难以解决复杂的公共卫生问题，因此需要医学、社会学、心理学、环境科学等多个领域的紧密合作。最后，健康促进的核心应当是"全人群健康"。健康促进不仅要关注高风险群体，还要致力于提高整个社会的健康水平。

《健康促进与公共卫生》不仅是一本理论与实践相结合的著作，更是一份呼吁深刻变革的行动指南。在全球健康挑战不断演变的时代，如何应对这些挑战、如何设计有效的健康促进方案、如何保障健康公平，已成为每个公共卫生从业者必须深思的问题。通过对本书的学习与思考，我们深信，健康促进不仅是护理学的责任，也是每个人、每个社会、每个国家共同努力的目标。

本书译介团队由重庆医科大学附属儿童医院护理部主任崔璀与重庆医科大学外国语学院MTI（翻译硕士专业学位）医学翻译导师田俊英领衔，汇聚兼具医学与语言学双重背景的副主译陈新红、彭建衡、张炜、赵涵、周恒宇以及参译赵彤、王翱祥、陈俊如、余璐，构建起跨学科翻译协作网络。团队创新地采用了"临床专家＋语言学家＋技术编辑"的三维审校模式，通过反复的术语校准和多轮交叉审校，既保持了学术的严谨性，又巧妙地融入了中国健康治理的本土经验——从"上医治未病"的传统智慧到新时代爱国卫生运动的创新实践，成功搭建起一个全球健康知识对话的跨文化平台。

谨以这部凝聚集体智慧的译著，致敬所有为人类健康事业奋斗的同行者。当我们拆除学科藩篱、贯通健康脉络之时，必将见证这样的未来：每个生命都能在包容性的健康生态中自由生长，每个文明都能绽放独具特色的健康之花。这既是健康促进的终极愿景，也是我们译介此书的初心所在。

我们期望本书能够为从事健康促进和公共卫生工作的专业人员带来深刻的启示，激励他们在实践中不断创新，携手推动全人群健康水平的提升。

崔　璀　田俊英

2025 年 2 月

目 录

绪 论

1. 本书简介

本书专为正在学习健康促进和公共卫生知识与技能的护理学生而编写。尽管主要面向学生群体，但对于那些旨在提升实践水平以及担任学生导师的合格护士而言，本书同样具有实用价值。任何在实践中从事健康促进工作的卫生专业人员，都可能发现本书的某些内容对回顾自身工作并规划改进极具帮助。

健康促进和公共卫生是护士职责中不可或缺的重要组成部分。所需掌握的知识和技能，乍看之下或许如同另一门庞大学科的艰深内容。我们期望本书能更直接地聚焦于与护理紧密相关的内容，尤其是帮助护理专业学生明确该学科与自身职业发展的具体关联。无论你身处社区、医院，还是在英国的国立医疗系统（National Health System，NHS）或独立的慈善机构从事护理工作，本书都将为你揭示健康促进和公共卫生如何成为护士角色中至关重要的一环。

2. 关于第 3 版

本书第 3 版内容已有了全面更新和修订。首先，关于护理领域，它发生了一些变化，包括新发布的护理与助产委员会（Nursing and Midwifery Council，

NMC）行为规范，我们在第 8 章中提到了这些规范，并提供了编写档案袋的建议。此外，在新的 NHS（国民健康服务）规划中，有一个"五年前瞻计划"，其中强调了未能认真对待预防的问题，呼吁医疗系统进行全面的重大升级，并再次强调护士在健康促进中所扮演的角色。

其次，政府已对涉及生活方式选择的公共卫生政策实施了改革。对于吸烟、饮酒和健康饮食的政策和战略也进行了修订和补充。儿童肥胖问题重新得到关注，特别强调了糖摄入的问题。在健康筛查、自我管理和抗生素认知战略规划中讨论了更多需要患者参与的议题。所有这些因素均对护士在患者教育中所扮演的角色产生了显著影响。

这是一个充满变化和争议的时代。我们希望本书第 3 版能对你的学习有所帮助，也希望能进一步激发你对健康促进和公共卫生中政治维度的兴趣。

3. 本书概要

在编写第 1 版时，我们选择了一种非传统的章节结构，这种方法在第 2 版和第 3 版中仍然保留了下来。根据健康促进和公共卫生实践以及护士教学的经验，理论和原则应当运用到真实护理工作中。

第 1 章"对健康促进的思考"，在考虑整个公共卫生之前，护士需要首先思考这个主题。从健康促进的视角出发，你将沉浸在一系列虽与护理工作有区别，却能够转化为实践应用的深刻思想之中。这一章不仅仅定义了健康促进，还鼓励你了解改善健康的国际背景和政治维度。本章节介绍了健康促进的理论支持，并介绍了在后续章节中会详细讨论的两种实践模型。

第 2 章"应对生活方式的改变"是我们讨论的一个重要议题：通过倡导并践行更健康的选择，说服和助力人们迈向健康生活。这个目标可能很难实现，所需的时间也会比你预期的长很多。这与个体患者及其家庭合作以及与更大社区合作的工作相关。大多数护士似乎认为这只是提供更多信息的问题，但本章表明这可能并不是问题的全部。本章将帮助你构建出最佳的信息、建议和支持体系，以引导更健康的生活方式选择。

第 3 章 "鼓励健康筛查"，重点关注护士在促进筛查机会方面的作用，因为我们认为护理教育实践中对此不够重视。NHS 中有许多筛查系统，但护士往往对此知之甚少。我们清楚地认识到，即使你自己不在筛查系统工作，但能够向患者介绍参加筛查的利弊也至关重要。你可以帮助患者、家属和公众了解筛查情况并决策是否参加筛查。

第 4 章的主题是 "患者教育"，为患者及其家属提供健康教育是护士的基本职责，因此护士对患者健康教育通常都有深刻理解和丰富的实践经验。然而，我们认为实践仍然需要改进。大多数时候，患者需要的教育最终变成了在出院时提供出院指导，或者因为护士觉得时间不够而未能完成。本章提供了一些实用的建议和鼓励，使教导患者能够更好地融入你的护理实践。

第 5 章 "支持自我管理" 是受全球卫生领域关注的重要话题，在许多国家的文献和政策制定中都有所体现。为了实现具有成本效益的医疗服务和患者赋能，卫生服务必须投入更多资源，以使越来越多的慢性病患者能够自助。出于成本效益和患者赋能的目的，护士必须发展支持自我管理的技能。本章介绍了一些许多护士尚未了解的理念和系统。过度强调提供护理的习惯和患者期望接受护理的习惯，使得护士更难促使患者成为其护理过程中的合作伙伴。

第 6 章关于 "公共卫生视角" 主题被特意安排到本书的后面。健康促进（作为公共卫生的一部分）是护士的主要工作内容之一，但培养对更广泛角色的认识也同样重要。"公共卫生" 这一术语在文献和政策文件中的使用越来越多，并且（正确地）假定它包括健康促进，或常被称为 "健康改善"。通过有关传染病暴发的新闻报道，以及有关应对所谓肥胖流行病和 2 型糖尿病增加的政治辩论，公众也对公共卫生所能取得的成就有了更多的认识。本章为你介绍了公共卫生的功能以及你在解决更广泛的健康决定因素和不健康环境后果方面所能发挥的作用。

第 7 章 "健康促进的实践管理"，帮助你在护理实践中发挥更大的协调与管理作用，以促进健康改善。本章探讨了人们在工作、生活、学习和接受护理的环境（场所）中的相关概念。你将了解继续发展公共卫生和健康促进所需的专业技能，包括项目规划和合作伙伴关系的建立。

第 8 章的主题为"持续提升专业技能"，鼓励你制订计划，持续学习并提升技能。该章节包括一些有用且实用的方法，帮助你保持信息更新，并规划终身学习。它将反思、学习规划和档案袋的编写与健康促进角色联系起来，帮助你在职业生涯中不断成长。

4. NMC 注册前护理教育标准的要求和基本技能群

NMC 制订了各类注册申请人所需达到的能力标准，这些标准被认为是安全有效地从事与健康促进和公共卫生有关工作所必需的。除这些能力标准外，NMC 还规定了护理学生在教育课程不同阶段必须掌握的特定技能。这些技能被称为基本技能群（Essential Skills Clusters，ESCs）。本书的编排旨在帮助你理解并达到 NMC 注册所要求的能力和基本技能群。每章开头都介绍了相关的能力标准和基本技能群，以便你能清楚地看到该章涉及哪些能力标准和基本技能群。所有护理学生，不论所属领域，都必须达到通用标准；而针对每个护理领域（如精神健康、儿童护理、学习障碍护理和成人护理）的专业标准也会在书中体现。本书包括 2010 年以后的最新标准，摘自《预注册护士的教育标准》（*Standards for Pre-registration Nursing Education*）（NMC，2010）。

5. 学习特点

从阅读文本中学习并非易事。因此，为了丰富学习体验，并助力培养独立学习技能以及将理论知识有效应用于实践的能力，本书包含了活动、案例研究、情景模拟、拓展阅读和其他材料，旨在帮助你自主学习。你需要发展自己的学习技能并"学会学习"，以便从本书中获得最大收益。本书虽然不能提供所有答案，但为你提供了一个学习的框架。

尤其是书中的各项活动，将有助于你理解并学习书中所展示的内容。有些活动要求反思实践的各个方面，或实践经验，或遇到的人及各种情况。反思是护理实践中的一项基本技能，它可以帮助你理解周围的世界，并持续识别工作改进的方法。其他活动将帮助你发展关键的毕业生技能，如批判性思考的能力，挑战传统智慧的能力，或研究一个问题并找到相关信息和证据的能力，以及在通常难以处理和时间紧迫的情况下根据这些证据作出决策的能力。沟通和团队合作是所有护理实践的核心，有些活动会要求你开展团队合作以发展你的沟通技能。

所有的活动都要求你暂停阅读文本，认真思考所提出的问题，并进行一些独立的研究，可能需要借助互联网进行信息查阅。每章末都附有参考提纲，以帮助读者更全面地理解自己的反思，也有助于独立学习。请记住，学术研究始终需要独立工作和深思熟虑，参加讲座永远不足以让你在课程中取得成功，而设计的这些活动将有助于加深你对所研究问题的认识和理解，还能帮助你培养独立工作的能力。

你可以考虑将完成这些活动作为个人发展计划或档案袋的一部分。完成活动后，将其写入个人发展计划或总结该特定技能，然后回顾过去，看看护理技能提高了多少。还可以针对所发现的某项关键技能的薄弱环节开展更多活动，这将有助于提高你在护理工作方面的能力和信心。

所有章节末尾都列出了可供进一步阅读和学习的参考书籍或文献，并附上说明，解释为什么我们认为它们会对你有所帮助。

希望您喜欢这本书，并祝你学业顺利！

第 1 章
对健康促进的思考

译者：田俊英，赵彤

基于《预注册护士的教育标准》，本章将讨论以下能力：

领域 1：专业价值观

2. 所有护士必须以一种全面、不做评判、关爱的和敏感的方式开展工作，避免先入为主的假设，支持社会包容，承认并尊重个人选择，并认可多样性。在必要时，他们必须勇于挑战不平等、歧视和医疗服务的排斥现象。

3. 所有护士都必须支持和促进个人、群体、社区和人类的健康、福祉、权利与尊严，包括因患病、残疾、衰老、死亡和临终而生活受到影响的人。护士必须了解这些活动对公众健康的影响。

4. 所有护士必须重视证据在实践中的价值，能理解并评价研究成果，将相关理论和研究成果应用于工作中，以及确定需要进一步调查的领域。

领域 3：护理实践与决策

5. 所有护士都必须了解公共卫生准则、优先事项和护理实践，以便认识和应对健康、疾病和健康不平等的主要原因及社会决定因素。他们必须利用多种信息和数据，评估个人、群体、社区及整体人群的健康需求，并致力于改善健康状况、福祉和医疗体验；确保公平获取健康筛查、健康促进及医疗服务；并推动社会包容。

本章将讨论下列基本技能群：

技能组群：护理的组织方面

1. 人们可以信任新注册的毕业护士，将其视为合作伙伴，并与他们共同进行全面而系统的需求评估；护士应基于相互理解和对患者个体情况的尊重，制订个性化护理计划，以促进健康与福祉，最大程度降低风险，并始终保障患者的安全。

到第二个进展阶段时：

2. 了解公共卫生的概念，了解健康生活方式的益处以及各种生活方式或行为可能带来的风险，例如药物滥用、吸烟、肥胖等。

3. 能够识别不健康生活方式的相关指标。

到第三个进展阶段时：

4. 能够就公共卫生相关的敏感问题进行讨论，并向个人、社区和群体提供适当的建议和指导，例如避孕、药物滥用、吸烟及肥胖等问题。

章节目标

通过本章的学习，你将能够：

1. 定义"健康"和"健康促进"；

2. 讨论世界卫生组织（World Health Organization，WHO）对健康促进发展和实践的贡献；

3. 了解健康促进战略对促进良好的健康和福祉作出的贡献；

4. 了解护理理论和模型并将其融入护理实践。

一、引言

本章旨在引导你结合护理实践，思考健康促进问题。护士只有从健康促进角度思考问题才能够将健康促进的原则和实践真正融入护理工作中。如何做到从健康促进角度思考呢？要做到这一点，你需要跳出患者当前的医学诊断或病症的局限，从更广泛的视角看待他们的健康状况。在护理过程中，你不仅仅是在帮助患者从疾病中恢复，还应采取赋能的方式，积极支持和引导患者改善健康，实现长期健康管理。

本章探讨了健康的概念以及如何在健康促进实践中运用这一概念。通过本章的学习，可以加深你对健康促进概念的认识和理解，理解健康促进如何提升个人和群体的健康水平及生活质量。本章还回顾了健康概念的起源，分析了国际和国家卫生战略及其对健康促进实践发展的贡献。另外，本章还介绍了健康理论和模型，以帮助你将健康促进应用于实践。

二、健康意味着什么?

案例研究：健康意味着什么?

彼得(Peter)是一名52岁的学校教师,被诊断患有晚期胰腺癌后,接受了胰腺切除术和化疗。由于切除了胰腺,因而需要注射胰岛素,彼得曾说过：

"我已经接受了诊断,现在我想过上正常的生活。我有信心和能力自行注射处方胰岛素。我的伴侣沙希塔(Shahita)是我的支柱,我们能够制订切实可行的日常目标。自我患病以来,我们就养成了一种健康的生活方式。我们的饮食,包括莱昂(Leon)(宠物狗)的饮食,都更健康了,而且我们的运动量也更大了。我每天都带着莱昂去附近的公园散步。我喜欢呼吸新鲜空气,也喜欢结识经常遛狗的人。

"我已重回全职工作岗位。我喜欢教学,当得知自己对学生的学习和发展做出了贡献,我感到非常满足。我也很珍惜工作所带来的规律性生活和社交互动。我得到了同事们的鼓励和支持。我们可以谈笑风生。然而,我知道仍有些同事觉得我病得太重,不适合工作。他们都知道我的预期存活时间是18个月。

"我已经接受了活不长的现实；然而,18个月仍然是一段很长的时间。我仍然有梦想。我希望我的余生过得充实。沙希塔决定与我结婚,并将在三个月后举行一场盛大的婚礼。我们已经预订了去澳大利亚度假,计划在那里度蜜月。我觉得我在做我一直想做却没有来得及做的事情。我已经立了一份遗嘱,希望在不可避免的事情发生之前把我的财务和个人事务安排妥当。

"沙希塔和我谈论了很多关于死亡的事情。我不害怕死亡，但我害怕死亡的方式。我会感到痛苦吗？幸运的是，海伦（Helen）住在我的隔壁，她是一位退休的助产士和健康访视员。我从小就认识她。我就是她接生的！我经常和海伦交谈，向她汇报我的病情进展，也征求她的建议。她总是能耐心地为我解释各种情况，帮我解答疑虑。我发现她是我情感上的强大支持。我与海伦之间的谈话非常坦诚却又私密。在她面前，我可以流泪，而不会感到尴尬，也不会觉得自己因此变得脆弱或失去男子气概。

"夜晚时分，我常常感到非常疲惫。大多数时候我都会读书，例如《圣经》（Bible）或者书架上众多小说中的一部。我也看电视，主要是每日新闻，因为我喜欢了解时事。有些时候，我的兄弟姐妹们也会来看我。我喜欢和他们一起回忆过去的时光。总的来说，我和其他人一样，日子有好也有坏。"

这个案例研究表明，不同的人对健康的定义存在差异。例如，彼得的一些同事认为所谓健康是指没有疾病。但就彼得而言，他的病情正在缓解，他把健康视为一种个人的成就感。

三、探讨健康概念

我们需要对健康概念有一个全面的了解，因为它指导并影响健康促进实践。一个重要的核心认知是，健康状态并非固定不变，而是动态发展的。它不仅会在一天之内不断波动，也会随着人生的不同阶段而持续演变。你是否注意到在一天中的不同时间有不同的感觉——例如，早上可能会感到精力充沛，而到了中午可能会感到疲惫——或者思考一下情绪在一天中是如何波动的。

通常来说，健康包括以下不同的维度：

• 生理维度：这一点很明显，因为它与身体机能有关，例如，"我感到不舒服，因为我头痛。"

• 情绪维度：这可能与如何应对焦虑和抑郁情绪有关，也可能与识别自己的恐惧和喜悦等情绪的能力有关。

• 智力维度：指具有清晰和连贯思考的能力。

• 性维度：指能够建立亲密、充满爱的关系的能力和自由，同时也具备生育的选择权与能力。

• 社交维度：强调与其他人建立和维护关系的能力，例如，交朋友。

• 精神维度：指能够获得心灵平静、与自己和解的能力。精神健康可以通过践行能够带来内心平和的行为原则来实现。

实践活动 1.1　评判性思考

本活动旨在帮助你对上述健康维度有更清晰的认识。回顾上述有关彼得的案例研究，与你的同龄人或家人讨论一下关于彼得健康的问题：

• 他的身体健康吗？

• 他的情绪健康吗？

• 他的智力健康吗？

• 他的性生活健康吗？

• 他的社交能力健康吗？

• 他的精神健康吗？

你们是否存在意见分歧？是否都能支持自己的论点？

本章末尾附有参考提纲。

实践活动 1.1 表明健康是一个很难定义的概念。当讨论彼得的健康维度时，哪些个人因素会影响你个人的评估？

健康的含义受到多种因素的影响，如家庭和文化背景、宗教、教育水平、性别、种族和社会阶层。外部影响来自媒体、社会环境和政府政策。此外，个人生活经历也会影响其对健康的看法。

这些影响同样适用于外行和卫生专业人员。例如，如果反思一下你从开始学习护理到现在，你可能会意识到自己过去和现在对健康的看法有所不同。这可以归因于在临床实践中的专业社会化和所学护理知识的影响。因此，随着接触到新的专业文化，并掌握了新的专业知识，我们的健康观也将得到重塑。

四、大众对健康的看法

作为一名护士，你需要与患者及其家属建立互动的治疗关系，鼓励他们积极参与护理过程，并共同承担对健康的责任。因此，你应当为患者及其家属提供"表达意见"和"自主选择"的机会（DH，2006a）。为了促进这个过程，你需要了解他们对健康的看法。只有在了解他们对健康的看法后，才能够设计和实施与患者及社区相关的健康促进计划。

过去 50 年来，研究者已对大众的健康观进行了广泛的研究。一些人可能将健康视为：

• 不生病——今天我很好，因为我没有感冒或头痛；

• 身体健康的角度——进行定期运动并保持身体健康；

• 控制和风险的角度——狂饮被视为健康风险，而能够喝"正常"量的酒被视为有控制能力和管理健康的能力；

• 没有干扰日常生活的健康问题——一位老年人可能认为健康意味着能够行走、做饭或外出拜访朋友；

• 社会关系——有朋友、家人在身边提供社会支持和互动；

• 心理社会健康——情绪良好、参加娱乐活动，如度假等。

由此可见，大众对健康的定义多种多样，既有功能和医学角度，也有心理社会角度。不同的观点与社会阶层有关，例如，工人阶层可能从功能角度看待健康，而社会经济地位较高的群体可能从社会心理学的角度看待健康。也与年龄和性别相关，例如，年轻男性可能会从体育锻炼的角度看待健康，而女性则可能强调有朋友和家人陪伴的社交观点。

在计划健康促进实践时，需要考虑上述这些影响因素（更详细的内容，请参见第 4 章和第 7 章），旨在提供个性化的健康促进实践，赋能患者改善其健康状况。

健康专业人员如何看待健康的概念？普通大众和专业人员的观点之间存在差异吗？

五、专业人员对健康的看法

卫生专业人员根据以下健康模型来理解健康这个概念。掌握这些健康模型的相关知识，有助于了解来自不同健康专业领域的学者如何看待健康，并在合作伙伴关系中协同工作（参见第 7 章），从而有助于你制订具有共同目标和共同目的的健康促进实践，以改善患者健康状况。

1. 医学模型。

在医学健康模型下，实践主要以疾病为导向，而非以积极健康为导向。可以仅根据患者的现有疾病来看待患者，因此只关注健康的身体维度，却不考虑本章前面讨论过的其他维度。这意味着你将患者视为一个由各个功能部位（包括大脑功能）组成的生理个体，并将健康问题归结为可能存在的功能缺陷，目标是修复这些缺陷。这意味着护士要管理患者的医疗诊断。健康促进工作将侧重于教育／辅导患者，向他们提供有关治疗的信息，并确保他们了解相关病症或疾病的病理生理学。例如，护士会向患者传授和示范如何使用呼吸器来改善呼吸，而不考虑可能影响康复的其他因素，如个人情况和健康不平等。

医学模式在患者护理方面常被批评为带有权威性倾向，将患者视为被动的接受者，所有决策均由"最了解情况"的专业人员做出。这种模式容易导致患者对医生和护士的依赖。然而，我们仍需认识到生物医学因素在公共卫生领域对健康改善的重要贡献。

总之，从健康促进和公共卫生的角度来看（第 6 章），医学模型的主要关注点是治疗和治愈。它为鼓励患者配合当前的治疗提供基础，也使护士在考虑自我管理策略时能够以此为基石（第 5 章）。

2. 整体模型。

许多卫生专业人员都在使用由世界卫生组织（WHO，1948）提出的一个有充分文献支持且广泛应用的健康定义：**健康是指身体、心理和社会福祉的全面良好状态，而不仅仅是没有疾病**。身体、社会和心理健康的综合体被称为"健康三角"。

该模型通过引入"幸福感"的概念来拓展健康的医学模型。然而，该定义表明对实现良好健康的一种理想主义观点。存在争议的是，达到"完全健康状态"是不可能的。此外，还有反对意见认为这种定义排除了像彼得（患有终末期疾病的人）或患有慢性疾病（例如精神分裂症、帕金森病）或残疾（例如视觉障碍或学习障碍）的人，或由于贫困等无法控制的情况而无法实现最佳健康的人。

在健康促进方面，这种整体方法强调了有必要整合构成循证实践的健康教育和预防活动。护士的做法不仅受到健康医疗方面的影响，而且受国家和地方卫生战略的影响。该模型鼓励重新定位 NHS 的服务，从急症医疗部门转向初级保健（社区卫生）部门。

3. 全面健康模型。

WHO 根据社会趋势和政治意识形态的变化，进一步发展了健康的概念，提出了一个建立在整体模型原则基础上的健康模型，即"全面健康模型"。

《渥太华宪章》（*The Ottawa Charter*）认为，**健康不仅是一种"状态"，还是日常生活中的一种资源，而非生活的最终目标**。它是一个积极的概念，强调社会和个人资源以及身体能力（WHO，1986）。这一定义与当前的健康促进实践相关，该实践致力于提高所有人的生活质量，无论他们的健康状况如何。这包括健康人群、残疾人士、心理健康问题患者、学习障碍者以及慢性病患者。该模型强调了个体在面对生活变化时，如疾病和社会经济环境的变动，需要具备适应能力与韧性。

该模型鼓励卫生专业人员推动反歧视实践。例如，护士作为一名健康促进者，通过在实践中采用赋能方法（第 5 章），为肢体残障人士（如轮椅使用者）提供支持，使他们能够有效地管理自己的身体状况，过上独立的生活。护士将充当促进者的角色，帮助他们积极适应生活的变化，并通过发展解决问题的技能和增强他们的自尊心，努力实现个人成长且实现自身价值。这种模型鼓励患者积极参与决策过程，鼓励他们重视自己的专业知识和经验。

通过对上述三种模型的不同视角来思考健康的复杂性可能会令人困惑。建议将 1948 年 WHO 对健康的定义与 1986 版的定义结合起来，并作为参考。通过这种方式，护士就可以与其他医疗保健专业人员、患者及其家属合作，设计出一种综合的健康模型，涵盖健康的三个组成部分：身体（生理）、心灵（心理）和社区（社会）健康，以及个体掌控自己健康的能力（适应与成长）。为了帮助大家理解，我们将在后面的章节中讨论以下内容：

- 使患者能够改变其健康行为（第 2 章）；
- 增强患者了解自身疾病的能力（第 4 章）；
- 支持患者"自我管理"疾病（第 5 章）。

然而，在开展护理实践以整合健康促进原则之前，你需要对健康促进的概念有更深入的理解。

六、定义健康促进

健康促进旨在改善个人和整体人群的健康状况。"健康促进"一词的关键在于"促进"。这意味着把无疾病和健康的概念置于护理实践之首。这一重点的转变将有助于你思考如何改善、促进、鼓励和支持护理对象（患者）达到最佳健康状态。这些活动都属于健康促进的范畴。

当今，健康促进工作是英国各行各业公共政策的重点，它既重视社会和环境因素，也重视身体和心理健康因素。因此，护士必须从整体性和健康福祉的视角出发，审视健康促进工作。有必要了解影响健康的主要社会经济决定因素。很多时候，这些因素超出了个人能力的控制范围，但却可能对个人健康产生巨大影响，例如，就业裁员可能导致贫困，并可能影响个人的身心健康，增加患冠心病或抑郁症的风险。

健康促进的基本目标是赋能个体或社区，帮助他们掌控那些对健康有害的生活方面。WHO（1986）将健康促进定义为增强个人自我健康管控能力并使其健康得到改善的过程。该定义意味着护士需要充当一位促进者，通过提高患者的知识水平、态度、技能和能力来克服不利于健康的因素。此外，WHO 敦促各国政府制定健康策略，使这一促进进程得以顺利实施。

实践活动 1.2　评判性思考

本活动旨在鼓励你通过思考一系列可能的健康促进活动来探索健康促进的范围。以下哪些活动通过赋能或增强个人能力来促进健康？

- 圣诞节期间的一则电视广告，告诫公众"不要酒后驾车"。
- 当地电台鼓励年轻人在感觉受到霸凌时拨打求助热线的广播信息。
- 执业护士发起的一项戒烟计划。
- 护士指导护理人员如何通过经皮内镜下胃造口管（PEG）在家中为亲人喂食。
- 强制使用汽车安全带的立法。
- 代表所有主要医疗和护理组织的饮酒健康联盟游说政府提高酒类饮品的最低价格。
- 社区为年轻的妈妈们组织公园散步活动。

- 向健康机构提供冬季保暖信息。
- 环境卫生监管部门对餐馆和咖啡馆进行例行检查，以确保其符合卫生标准。
- 餐馆在菜单上提供食物信息，例如羊肉莫萨卡的脂肪含量。
- 执业护士为老年人接种流感病毒疫苗。
- 护士洗手。
- 为护生提供专业的搬运与操作培训。
- 支持学习障碍者使用公共交通工具。

本章末尾附有参考提纲。

健康促进涵盖广泛的活动，旨在帮助人们实现全面健康的生活方式，这一理念建立在更宏观的健康观之上。如今，健康促进的重点不限于身体健康，更强调社会与环境因素对健康的深远影响，并通过积极干预这些因素来提升整体健康水平。因此，需要各行各业的专业人员（不仅仅是医疗保健专业人员）、各种组织和政府部门共同努力，以各种方式实现健康促进，如实践活动 1.2 以及接下来提到的各种方式。这种关于改善健康潜力的现代观点始于 20 世纪 80 年代，当时国际上已经将重点扩大到了更广泛的范围。

七、健康促进的起源

健康促进在 20 世纪后半叶逐渐成为全球卫生议程的核心议题。这一转变源于国际政治和公众舆论对以医疗为主导的卫生保健系统的不满与失望。尽管财政投入不断增加，但这些系统未能解决健康问题，并未能满足所服务人群的健康需求。

健康促进作为一种发展过程，旨在将医疗服务从以医院为中心、强调医学化的模式，转向基于公共卫生原则的社区医疗模式（参见第 6 章）。这一转变得以推进，主要得益于整体健康观和健康促进模式的崛起，同时也伴随着传统医学模式的影响力逐渐减弱。

世界卫生组织（WHO）在健康促进的发展过程中发挥了关键作用。其致力于通过健康促进提升全球健康水平，这一承诺体现在多项国际宪章和宣言中。其中最具影响力的包括《渥太华宪章》《阿德莱德会议》以及《曼谷宪章》。

相关概述：《渥太华宪章》（WHO，1986）为健康促进的行动制定了下列原则，这些原则至今仍然适用。

1. 制定健康的公共政策。

健康促进不仅仅局限于医疗保健领域，政府各部门的政策制定者必须充分考虑健康影响，并承担相应责任。这意味着，在考虑地方或国家层面的交通、住房或就业政策时，应该询问其对健康有何影响。此外，成功实施健康促进政策的关键在于国家层面的跨部门合作以及地方层面的跨专业协作。例如，禁烟和系汽车安全带。所有参与政策制定的各方都必须确保这些政策使所有人都能做出更健康的选择。

2. 营造支持性环境。

人们所处的环境直接影响健康，无论是生活方式、工作模式、休闲活动，还是自然生态环境，这些因素都会产生深远的健康影响。因此，健康促进必须推动建立安全、积极、令人愉悦的生活和工作环境（参见第 7 章）。

3. 加强社区行动。

健康促进通过具体且有效的社区行动来设定优先事项、制定决策、规划并实施方案，以实现更好的健康水平。在这一过程中，社区赋权是核心（参见第 7 章）。

4. 发展个人技能。

健康促进通过提供信息、开展健康教育或培养增进健康的生活技能来支持个人和社会发展。它必须确保人们能够在终身学习过程中，针对所有与健康相关的问题做好充分准备，并有效应对长期病症与损伤（参见第 4 章和第 5 章）。

5. 重新定位卫生服务。

健康部门的角色必须超越其提供治疗和临床卫生服务的传统职责。在英国，国家医疗服务体系（NHS）应该更多地关注预防疾病和促进积极的健康。

重新定位还包括改变专业教育，以满足人群的健康需求。这可以从目前护士教育正在发生的变化中看出，该教育已升级至学士学位水平——这一变化旨在使护士具备适当的资格和能力，以满足并服务 21 世纪人们对健康的需求。

《渥太华宪章》仍然是健康促进和公共卫生领域最具影响力的宪章之一。该宪章基于使人们能够控制健康的战略，主张所有部门必须优先考虑健康，并在可能的合作伙伴之间斡旋以改善健康。

继《渥太华宪章》之后，阿德莱德会议（WHO，1988）将健康促进的做法提高到了新的水平，将健康视为一项"人权"。健康不再仅仅被视为一种商品。会议引入了公平这一概念，强调所有人，包括患者在内，均须获得平等对待。

后来，《曼谷宪章》（WHO，2005）敦促全球各国政府将有效的干预措施纳入其国内和外交政策。无论是城市规划、道路扩建还是财政削减，都要实施已被证明有助于积极健康和幸福的干预措施。政策必须是"健康的"，不仅是在和平时期，而且在战争和冲突时期也应该如此，例如在战地医院工作的护士也必须使用循证的卫生干预措施来增进士兵的幸福感。

除了国际宪章和声明外，WHO 还通过其《21 世纪全民健康政策》（*Health-for-All Policy for the Twenty-first Century*）（World Health Assembly，1998）将健康促进作为当前全球卫生议程的核心任务，延续了《2000 年全民健康战略》（*Health for All by the Year 2000*）（WHO，1981）的愿景。

概念摘要世界卫生组织《21 世纪全民健康政策》。

全民健康（Health for All，HFA）政策呼吁社会公正，这意味着每个人都应该受到公平、公正的对待。该政策列出了三个领域中制定的 10 个全球卫生目标，反映了世界上最普遍的健康问题。

1. 改善健康结局。

• 实现健康公平：通过评估 5 岁以下儿童的身高和体重水平，衡量健康公平状况。

• 提高生存率：致力于降低孕产妇死亡率、5 岁以下儿童死亡率并提高预期寿命。

• 通过实施疾病控制方案，扭转全球范围内对公共卫生具有重大威胁的五种疾病（结核、疟疾、艾滋病病毒感染 / 艾滋病、与烟草有关的疾病和暴力 / 创伤）的发病趋势。

• 根除、消除某些疾病（麻疹、麻风病以及维生素 A 和碘缺乏症）。

2. 健康的决定因素。

• 提高人们对水资源、卫生设施、食物和住所的可及率。

• 倡导健康生活方式，减少有害行为的影响。

3. 卫生政策。

• 制定、实施和监测国民健康政策。

• 提高获得全面、基本、优质医疗保健的机会。

• 实施全球和国家卫生信息和监测系统。

• 支持健康研究。

世界卫生组织（WHO）在其各大区域（包括非洲、美洲、东南亚、欧洲、东地中海和西太平洋），以及后续的各个国家，均根据自身具体情况调整并将这一战略融入各自的健康规划中，以满足当地居民的健康需求。1998 年，世卫组织专为欧洲制定了一项名为《健康 21》的战略。以下案例研究展示了全球健康领域面临的多样化挑战。

案例研究：不同的全球健康挑战

　　沙赫夫人（Mrs Shah）是一名注册护士，她在非洲的一个欠发达国家做了两年的志愿护士后回到了英格兰。她为同事们举办了一场研讨会，分享她在非洲的工作经验。她发言支持制定全球卫生战略的必要性，并强调获得国际组织以及国家政府实施世界卫生组织战略的政治承诺的重要性。她总结道：

　　"每天，在撒哈拉以南非洲地区，人们因传染病而不必要地失去生命，其中包括疟疾、结核病、HIV/AIDS和腹泻病等，这些疾病波及所有年龄段。医疗服务提供者面临的最大挑战之一，是如何为患有慢性疾病的人群提供足够的医疗服务。农村居民常常需要徒步数英里才能获得医疗救助，许多人甚至在途中就因延误治疗而不幸去世。

　　"令我更加难过的是，当地的医疗专业人员，尤其是在农村地区工作的医护人员，大多处于孤立无援的状态。他们难以及时获取关于疫情的最新资讯，也缺乏与全球健康社区共享信息的机会。护士在这些地区承担了比医生更多的责任，负责为农村人口提供医疗服务。因此，为医疗专业人员，尤其是护士，提供获取相关、准确和最新临床信息的渠道，是提升医疗水平的重要举措。"

　　认识健康促进国际观的各个方面将有助于了解全球背景，以及这些方面如何影响国家的卫生政策。作为WHO（欧洲地区）和欧洲联盟的成员国（截至撰写时），英国在制定国际战略并决定如何在欧洲联盟国家的区域层面以及英国国家层面实施这些战略方面发挥着重要作用。

八、英国公共卫生和健康促进的国家战略政策

　　在英国，健康促进的概念可以追溯到19世纪，它是公共卫生改革健康运动的一部分，旨在改善生活在拥挤的工业城镇的人们的健康状况。弗洛伦斯·南丁格尔（Florence Nightingale）（Nightingale，1859）采纳了公共卫生的原则，用来指导护理实践。

英国首次公布的公共卫生战略是由当时的保守党政府发布的《国民健康》（*The Health of the Nation*）（DH，1992）。这份报告值得称赞，因为它响应战略对 WHO（1981）提出的"到 2000 年实现全民健康"（health for all by the year 2000）的呼吁作出了回应，这值得称赞。它提供了一个在政策层面通过兼顾预防与健康促进来改善健康状况的实例，涵盖了预防和健康促进。然而，它可能因为采用的医学方法（即通过旨在防止疾病导致的过早死亡）未考虑会对健康产生更广泛影响的经济和社会因素而受到批评，并逐渐被新工党政府的《拯救生命：让我们的国家更健康》（*Saving Lives*：*Our Healthier Nation*）（DH，1999）和后来的《选择健康：使更健康的选择成为更容易的选择》（*Choosing Health*：*Making Healthier Choices Easier Choices*）（DH，2004b）战略所取代。前者设定了到 2010 年实现的目标，延续其前身主题以应对不良健康问题。它还考虑到了在解决社会排斥问题上的健康不平等现象（Acheson，1998）。该战略通过促进卫生部门与地方当局之间的合作，确立了健康的社会模型。后一项战略进一步认识到社会、环境、经济和文化对健康的影响，但却没有制定国家政策（社会和经济方面）来解决不平等的根本问题。战略的焦点是生活方式问题，旨在改变个人行为，因而引入了责备受害者的概念。苏格兰、威尔士和北爱尔兰各自也有类似的战略。

所有这些健康战略都利用健康促进以顺利实现健康改善，并鼓励人们"让健康选择成为更容易的选择"（make healthy choices easier choices），这是 WHO 提出的用于实现健康收益的政治术语。这些政策旨在通过解决影响健康的更广泛的问题，以改善个人和整体人口的健康，如健康不平等和环境问题。

英国联合政府（2010—2015）制定了自己的战略《健康生活，健康人民：英国公共卫生战略》（*Healthy Lives*，*Healthy People*：*Our Strategy for Public Health in England*）（DH，2010b），该战略直到本文撰写时（2016）仍然有效。该战略关注行为改变策略，鼓励个人养成健康行为，并严格管控、负责自己的健康，从而摒弃"保姆国家"的概念，即人们期望国家来照顾他们的健康（参见第 2 章和第 6 章）。基于该战略，苏格兰、威尔士和北爱尔兰也制定了各自的卫生战略。

基于历届政府为改善人民健康和促进积极健康所做的努力，医疗保健专业人员见证了以下机构的建立。

• **NHS 国家医疗服务热线**（NHS Direct）：NHS 国家医疗服务热线是 1998 年推出的由护士主导的电话求助热线和互联网服务，向公众提供健康方面的信息和建议。2013 年 4 月，NHS 111 免费服务启动，全年 365 天在线，旨在为需要医疗帮助或建议、情况不太紧急或不需要拨打 999 求救电话的患者提供便捷的 NHS 访问。咨询团队成员由训练有素的顾问组成，而且有护士和护理人员为成员提供支持。该热线由管理患者更具成本效益和整合性的理念推动，但它的推出也引起了部分争议。医疗保健专业人员和患者批评该系统是 NHS Direct 护士的"廉价替代品"，电话顾问缺乏医疗保健专业培训，从而导致延误治疗，危及患者生命。自启用以来，非紧急 111 热线受到了大量的负面报道。

此类批评举例如下：

来电者抱怨电话被延迟接听；

来电者被问及不恰当的问题，比如"您有意识吗？"

这是由于电话接线员必须遵循并严格执行自动计算机问卷系统的要求。使来电者因感觉自己被视为弱势群体而气愤。自动计算机系统问卷也导致了急诊部门的拥堵，因为它不必要地将患者送往急诊部门，加剧了急诊部门的拥堵问题。

尽管如此，111 服务为公众提供了一个宝贵的健康服务接入点，使患者或其看护者能够在需要时获得紧急帮助和建议。

• **英国国家卫生与护理卓越研究所**（National Institute for Health and Care Excellence，NICE）：负责提供有关健康促进、疾病预防和疾病治疗的国家指南。

• **公共卫生观察站**（Public health observatories）：成立于 2000 年，分布在英国 NHS 的各个地区。其作用是确保卫生和社会保健系统具备健康情报，以改善健康和减少不平等现象，促进研究和建立疾病档案。

• **健康保护署**（Health Protection Agency，HPA）：2003 年成立，旨在保护公众免受传染病和环境危害的影响。HPA 是多个"准自治非政府组织"（quangos）之一，于 2013 年 4 月 1 日被撤销，其保护职能转交至 NHS。

• **患者建议与联络服务**（Patient Advice and Liaison Services，PALS）：旨在让公民更积极极地参与健康决策过程。

• **专家患者计划**（Expert Patients Programme，EPP）：帮助公众自我管理疾病（参见第 5 章）。

• **NHS 便民门诊中心**（NHS walk-in centres）：于 1999 年启动，旨在根据现代生活模式，为公众提供更便利的 NHS 服务。这些中心由地方社区卫生组织管理，主要处理轻微疾病和伤害，且以护士主导为主。从 2013 年 4 月起，此类中心由所在地区的临床委员会（Clinical Commissioning Groups）提供资金支持。

• **综合诊所**（Polyclinics）（也被称为多功能诊所）：根据达泽勋爵（Lord Darzi）（上议院的议会副部长）的建议，综合诊所是由全科医生（GPs）组成的多功能健康中心网络，提供一些就诊服务，如 X 射线、小手术和门诊治疗等。

从 WHO 提供的资料来看，除了这些战略创新外，大众关注的重点是解决卫生方面的不平等问题（参见第 6 章）。

前面阐述了健康理论，在此基础上将进一步思考健康促进，其理论也很重要，因为没有理论支撑，护理实践将缺少证据支持。

理论框架基于来自哲学或组织构建的思想，最新的理论框架是从实践本身推导出来的。本书中使用的健康促进理论，都对其进行了简要概述。与理论相比，模型是从理论中衍生的框架，试图代表现实，就像建筑模型，代表建筑的结构和功能。模型为健康促进实践提供了系统且有研究支撑的方法。

九、健康促进的理论支持

与护理学一样，有许多理论支持健康促进的实践。这些理论受多种学科的影响，如流行病学和人口统计学、伦理与法律、健康心理学和政治。

1. 流行病学和人口统计学。

相关学科提供了有关人口健康状况的信息。这些信息关注疾病的严重程度、发病范围、频率和持续时间，以及由此引发的社会功能障碍和死亡，也探讨健康状况不佳与社会人口统计变量之间的关系，如年龄、文化、经济状况、受教育程度、就业状况和种族，包括地理差异（如南北差距）。这些信息有助于确定优先事项、设定目标（第4章和第7章）、基于需求的评估来计划和实施适用于目标群体的健康促进干预措施，并最终评估其功效。例如，如果你工作的地方有大量的老年人，在家里发生跌倒的概率很高，就需要提供健康促进计划，使他们能够避免在家中跌倒。此外，如果当地存在许多有年幼子女的家庭，就可以组织儿童免疫接种计划。

在心理健康领域，流行病学与人口统计学能够确定心理健康的复杂性，并提供适当的服务，以改善精神疾病患者的健康和社会功能。通过提供早期检测、护理、治疗和康复等本地服务，可以实现这一目标。为了消除对精神健康问题的社会污名化、谬见和误解，参与社区健康教育计划可以为精神疾病患者重新回归社区奠定基础，从而保障其人权和尊严。

现代流行病学正在从以人群为基础的层面（传统流行病学）（该层面受到疾病文化和历史视角的公共卫生模式的启发）转向以科学模式（组织、细胞、解剖学和生理学）为基础的个体层面。这将对健康促进政策产生影响，由于焦点仅限于疾病的病理生理学，而忽视了社会决定因素及其对健康的深远影响，从而未能全面解决健康问题及其根源。预防将侧重于行为变化，并固有地涉及责备受害者的观念。

总之，流行病学和人口统计学共同提供了科学基础，以确定所服务人群的健康和疾病的分布与决定因素，并确定健康促进的实践范围。

2. 伦理与法律。

伦理和法律涉及一系列的价值判断，包括健康对个人或社区的意义，以及是否、何时和如何采取干预措施。对护士来说，核心的伦理问题是什么是可接受的或不可接受的。伦理和法律将诸如自主权、尊重个人、在不受强迫的情况下作出

决定的自由、自愿参与、保密、知情同意、社会公正、公平和患者的心智能力等
原则纳入考虑范畴。这些原则指导我们如何进行非歧视性和非评判性实践。护士
需要确保患者在自愿的基础上，通过行使自由意志来改变行为。例如，如果一个
吸烟者在接受健康教育后，了解了吸烟的风险、戒烟计划的可及性和可用性后决
定继续吸烟，你必须尊重其本人意愿和选择，而不能因为未能符合规范而指责他
或她，即所谓的责备受害者。

　　实践需遵循善行和非伤害原则。这意味着采用的健康促进干预措施必须有利
于患者疾病好转，同时有利于预防、消除和避免可能对患者造成的伤害。这些原
则将公共（多数人）利益置于个人考量之上。例如，供应的氟化饮用水可促进牙
齿健康，其对大多数人有益，尽管可能不会进一步有利于少数人。

　　你将在护理的不同领域（成人、精神健康、儿童和学习障碍）从事多样化的
健康促进实践。每个领域都存在各种伦理困境。护士需要通过与他人协作（包括
患者、家庭、医生和其他卫生专业人员）并对健康促进干预进行批判性评估来处
理这些伦理困境，以现有证据为依据，考虑以下问题。

　　•这种健康促进实践是否侵犯了患者的自由或自主权，例如，在需要长期治
疗的精神卫生病房实施"禁烟政策"？

　　•这种健康促进干预是否对患者产生集体利益或好处，例如，为年幼儿童提
供免疫服务，考虑到MMR（三合一疫苗：麻疹、流行性腮腺炎和风疹）免疫接
种的广为人知的争议及其当前的健康影响，或者孕期筛查唐氏综合征？

　　•这种健康促进实践是否助长了"归咎于个体"和污名化的倾向，例如，针
对生活方式的健康教育？

　　•这种健康促进服务的好处是否平等地分配给了该地区的所有居民，例如，
有学习障碍的人是否能获得健康筛查服务？是否提供不同语言的健康资源？以及
在政策制定中尊重不同信仰群体的规则？

　　•这种健康促进做法是否保障了保密性、尊严和心理承受能力，例如，针对
青少年或学习障碍人群的避孕问题。

　　总之，伦理和法律通过确保人们应当自由获得幸福来指导健康促进实践。大

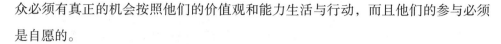

众必须有真正的机会按照他们的价值观和能力生活与行动，而且他们的参与必须是自愿的。

3. 健康心理学。

健康心理学是心理学的一个分支，旨在解释人们行为与健康的关系。在健康促进方面，关注的重点是人们如何转变到健康的行为。有许多单独的理论来解释这一点，下面进行简要解释。

理性行为理论和计划行为理论。该理论（Ajzen and Fishbein，1980）增加了对影响人们行为意图的因素的理解，从而有助于制订满足个人需求的干预措施，例如开展同伴教育。这些理论并不能解释情绪和宗教信仰对行为的影响，例如，宗教信仰可能导致对某些疾病如艾滋病病毒感染 / 艾滋病等的污名化。

健康信念模型。贝克尔（Becker，1974）的健康信念模型表明，行为改变取决于个体对自身患病易感性、疾病严重程度以及行为改变所涉及的成本和利益分析的信念。该模型能够理解和预测为什么个人会参加或不会参加健康筛查等预防活动。因此，其在规划预防服务方面非常有用。然而，该模型在规划应对成瘾行为（如药物成瘾）的健康促进干预方面的价值非常有限，这是因为它缺乏关于如何改变与长期性及社会决定因素相关的复杂健康信念的信息。

健康控制信念理论。该理论（Rotter，1966）解释了人们在多大程度上觉得自己控制了事件，以及这些信念如何塑造他们的个性。理论表明，感觉掌控自己生活的人（内部控制定势）比感到无能为力的人（外部控制定势）更有可能改变他们的行为。这一理论有助于理解人们参与行为改变的过程。但它缺乏可靠性，因为如果不考虑人和环境之间的相互作用，很难仅从态度的角度来预测行为。

社会认知理论。班杜拉（Bandura，1977）的社会认知理论为理解、预测和改变行为提供了框架。班杜拉探讨了自我效能的概念，即个人对自我改变或克服困难能力的信念。他认为，人类行为的改变受以下原则的支配：

• 自我效能感：个人对执行某种行为的信心；

• 预期：相信某一行动会产生预期的结果；

• 激励：行为受个人对感知结果价值的引导。

这些原则会因情境而异。例如，吸烟者可能自信地认为，当其他人在工作中吸烟时，他 / 她能够抵制吸烟，但在与吸烟的朋友社交时，他可能就没有那么自信了。该理论在个人、环境和行为之间建立了强有力的联系。但存在来自自我效能技能发展的挑战。

总的来说，健康心理学理论有助于充分理解基于态度、信念、价值观、权力和控制的人类行为，可用于帮助人们改变危险行为，并通过做出更健康的选择来养成健康行为。然而，单纯依赖行为改变的方式过于局限，因其将改变的责任完全归咎于个体，而忽视了社会、环境和结构性因素，因此常被批评为"受害者归因"（victim blaming）。

所有这些来自其他学科的理论都为健康促进理论的构建提供了参考信息，正如心理学、社会学、伦理学和医学的理论都为护理理论提供参考一样。接下来将探讨为规划健康促进活动而制订的两种模型：一是促进社区健康的战略规划模型，二是鼓励个人和群体行为改变的模型。

十、健康促进模型

健康促进模型受到不同理论视角（如健康心理学）的启发，其中大多数都承认需要通过教育、预防疾病和促进积极健康来改善健康状况。有些模型仅强调某一方面，但大多数模型都可以调整，以纳入对改善健康的更广泛思考，并应对《渥太华宪章》原则和健康不平等问题（Marmot，2010）。

坦纳希尔模型（Tannahill，1985）概述了健康促进的三个活动领域（参见第 2 章）。该模型假设多年来一直存在健康教育，儿童在学校接受健康教育，成年人主要通过健康专业人员和媒体接受健康教育。该模型承认免疫接种和筛查等预防性服务在公共卫生领域的历史意义和现实意义。此外，根据 WHO 制定的健康政策要求，该模型将政策制定作为其第三部分。总的来说，该模型可被视为健康促进实践中的一种非常有用的规划、实施和评估手段，包括吸烟教育、筛查与吸烟有关的疾病和制定禁烟政策。实践中可以将此模型作为思考工具，想象你在为一名患者、患者群体或社区规划健康促进时可以建立的整体模型。坦纳希尔（Tannahill）认为：

• 健康教育旨在通过增加人们的知识而改变他们的信仰、态度、价值观和行为，以达到积极的健康结果。

• 健康保护旨在通过引入财政控制和实施立法行动来促进积极健康和提高福祉。例如，提高香烟税有助于戒烟；设定国家最低工资（HM，2016a）有助于减少不平等。其他例子还包括《2012 卫生与社会护理法案》（*the 2012 Health and Social Care Act*）（DH，2012a），该法案对医疗服务进行了彻底重组，以满足 21 世纪人口需求。另一个立法实例是食品标签，通过在食品包装上标注卡路里的同时标注运动量，以减少肥胖发生（NHS Choices，2016）。

• 疾病预防旨在降低患病风险并最小化疾病后果。传统理论认为，疾病预防可分为三个不同层次，其有助于思考预防服务和战略的范围。

1. 初级预防针对健康人群，旨在增强他们保持健康状态的能力，例如接种流感疫苗。作为一名护士，你将参与旨在减少/降低服务人群发病率的活动。

2. 二级预防针对的是有患病风险的人群，旨在说服他们定期筛查，例如宫颈癌筛查，以便早期发现。作为一名临床护士，你已经参与了早期检测工作，例如，开展尿液分析等临床活动来检测糖尿病。

3. 三级预防针对患有疾病的人群，旨在通过自我管理疾病（例如服药）使他们能够恢复健康。

在护理专业学习期间，你一定参与过旨在帮助患者（如心血管意外发生后）恢复自理能力并回归正常生活的康复计划。

上述预防分类有助于处理各种健康问题，其涵盖了生命周期的不同阶段的生理健康问题、心理健康以及残疾等问题，并设计适当的健康促进干预措施。护士在预防疾病方面大有可为，可以通过参与循证活动而不仅仅是提供信息和建议，从而发挥更加积极主动的作用。戒烟计划是一个良好的实践例子，其中个人咨询、药物干预和跨专业合作有助于获取成功。坦纳希尔（Tannahill，2009）对其最初的模型进行了修订，以涵盖更全面的健康方法，并将以下影响健康的因素纳入原始模型的三个活动领域，用于减少健康的医疗化：

• 环境、社会经济和文化因素（参见第 7 章）：环境因素包括有助于健康的整个结构范围，例如人们的职业、娱乐活动提供、医疗服务和宗教，所有这些因素都对人们的健康和健康行为起到至关重要的作用。

• 教育与学习：这是一个重要方面，因为它能让你在规划和设计教学计划时认识到人是独立的个体，有非常个性化的教育需求和学习风格（参见第 4 章）。

• 公平与多样性：这两方面都是日常护理实践中不可或缺的一部分。作为一名在多元文化和多样化社会中工作的护士，需要通过尊重患者的多样性和满足他们的健康需求，为其提供公平的治疗和护理服务。

• 社区主导和以社区为基础的健康促进活动：这些活动旨在使社区能够掌控与健康问题有关的决定，因为这些决定是由民众而非专业人员确定并决定的。

坦纳希尔的修订模型主张采取健康促进的干预措施，通过让人们参与决策过程和发展生活技能为他们赋能。

总之，坦纳希尔的模型为组织、实施和评估健康促进工作提供了一种结构化的方法。由于健康教育、预防和健康政策是护理实践中不可或缺的一部分，因此护士可以借鉴实践经验来提炼这一模型。然而，该模型并未揭示是什么因素激励个体改变行为，以及如何持续维持这种变化。可以这样认为，它在健康促进实践中采用了家长式的方法。修订后的模型考虑了更广泛的健康影响因素，使健康促进者能够在健康促进实践中使用赋能的方法。

普罗查斯卡和迪克莱门特的模型（Prochaska and DiClemente，1982 年）涵盖了健康心理学方面的诸多要素（参见第 2 章）。该模型旨在解释个体如何采取行动来保持健康。它将变化阶段作为核心结构，并整合了从不同理论中导出的变化过程和原则，因此被称为"跨理论"（transtheoretical）。这个模型假定个体会经历周期性的健康行为变化阶段，在完成一个变化阶段后，个体可能会继续感觉到他们可以做出下一个阶段的改变。

该模型主要关注个体是否准备好改变或试图改变健康行为。其关键概念包括：无意图阶段、意图阶段、决策与准备阶段、行动阶段和维持阶段。

• 起初，个体可能不考虑做出改变——"我现在很好"。这可能受到健康信念和归因理论的影响。

• 然后可能会发生一些事情，让她或他考虑做出改变——"也许我应该做点什么"。这里的影响可能来自他人的言论（社会认知理论）。

• 在做出初步决定后，个体会思考如何做出改变——例如"我要研究一下"。此时内在控制定势逐渐增强。

• 个体会参与并尝试新的行为。

• 随着时间的推移，保持改变需要内在力量。社会支持和自我效能有助于这个阶段的推进。

• 在这一周期的任何时候，个体都有可能恢复不健康行为，被称为"复发阶段"。重要的是，要肯定个人迄今为止所做的努力和取得的成就，并向其灌输在改变过程中取得成就的自我价值感。

健康促进领域的许多从业人员都支持普罗查斯卡和迪克莱门特模型（1982），因为该模型可以让从业人员根据个体的具体需求采取不同的干预措施。然而，需要注意的是，实施这些干预措施可能会耗时、耗资且复杂。因此，其可能并不适合在非常繁忙的急症临床环境中使用，因为患者停留的时间很短且需要快速治疗，除非会诊的目的只是将患者从一个阶段转到另一个阶段。该模型适合在精神卫生领域或社区等环境使用，因为在这些环境中不需要快速的行为改变。

总之，从程序规划的角度来看，该模型非常有用，因为它能让你根据患者的改变阶段和改变动机来规划健康促进活动，从而影响患者的行为改变。例如，使用书面材料、利用媒体、组织健康和/或社会支持活动、提供个人咨询和后续咨询，旨在提高人们对行为风险和益处的认识，并提供支持以促进改变。健康心理学和模型可以解释行为的某些方面，但不要指望它们能解决所有问题！在选择模型时必须独具慧眼、兼收并蓄，能够根据具体情况和问题，灵活运用自下而上或自上而下的方法。

文献研究还发现有其他健康促进和公共卫生的理论与模型。本书选择关注这两个例子，但也鼓励你围绕这一主题进行拓展阅读，并在阅读有关健康促进倡议的内容时思考使用了哪种模型或理论（参阅本章末的拓展阅读部分）。

> **实践活动 1.3　反思**
>
> 　　你在一个位于多元社会与文化背景的社区健康中心担任注册护士。你被指定为首席护士，负责为超重的青壮年制订一项健康促进计划。当地年度健康报告已将肥胖确定为一个主要的健康问题。你认为，如果能让当地的青壮年参与制订以社区为基础的健康促进计划将会更有益处，他们的参与将促进主人翁精神。该计划将由当地的临床委员会小组与地方当局合作资助。
>
> 　　反思本章内容，哪些理论／模型将指导该计划的健康促进干预措施？
>
> 　　参考提纲见本章末。

章节概要

本章介绍了健康促进的概念及其在英国的起源和发展。本章还解释了患者和卫生专业人员对健康的认识是如何影响健康结果的。WHO 认为，健康促进对实现全球健康至关重要，并确定护士是关键参与者，与他人形成合作伙伴关系可以对健康改善产生积极影响。与此同时，护士可以通过充当患者的代言人、调解人和推动者来实现这一目标。

促进积极健康是个体和国家的共同责任。个体必须通过采取健康行为对自己的健康负责，国家也有责任通过制定和实施国家与地方卫生政策来解决更广泛的健康决定因素，以改善民众的整体健康状况。

本章考察了不同的健康促进理论和模型，作为一名护士，需要在护理实践中规划和实施健康促进，从而赋权患者，实现最佳健康状态。

实践活动的参考提纲

实践活动 1.1 评判性思考（第 12 页）

• 身体健康：彼得的身体并不健康，因为他患有癌症和糖尿病。不过，据彼得说，他的身体是健康的，因为他感觉良好，而且病情正在缓解。他能够行走和上班。

• 情感健康：彼得情感健康，他有识别自己情绪的能力，比如对死亡的恐惧。

• 智力健康：彼得智力健康，他有清晰而连贯的思维能力，他能对个人事务作出决定，也能完成自己的工作。

• 性健康：彼得在性方面是健康的，因为他与伴侣之间有着亲密相爱的关系。

• 社交健康：彼得社交方面的能力很健康，因为他有一个强大的朋友圈。

• 精神健康：彼得在精神方面是健康的，他阅读《圣经》，具有宗教信仰，他认为自己精神健康，他的家人和同事也持有同样的观点。

因此，总的来说，尽管彼得的卫生专业人员和他的同事可能会说他不健康，但彼得认为自己是健康的。

实践活动 1.2 评判性思考（第 17 页）

所有这些都是健康促进活动。考虑活动涉及的人员范围和活动类型——教育、预防措施和政策。所有活动都与健康教育、疾病预防或公众保护有关。

实践活动 1.3 反思（第 33 页）

下列理论和模型可指导该计划所采用的干预措施：

• 运用流行病学和人口统计学的方法来评估肥胖问题的健康影响；

• 评估目标群体的健康观念；

• 考虑客户群体的社会和文化/教育背景；

• 识别环境问题/因素，了解哪些外部条件可能促进或阻碍健康干预的实施；

• 研究国家和地方卫生政策；

• 审视医疗服务基础设施，评估现有医疗体系对该健康问题的应对能力；

• 制订针对青少年需求的干预措施；

• 注重公平；

•将坦纳希尔模型作为规划、实施和评估干预措施的框架；

•运用普罗查斯卡和迪克莱门特的阶段模型评估目标群体的健康行为改变阶段，并跟踪其进展情况。

拓展阅读

1. Naidoo, J and Wills, J(2010)*Developing Practice for Public Health and Health Promotion*(3rd edn). Oxford：Elsevier.
本书全面概述了健康促进方面的知识，并阐释了与健康促进有关的各种模型。
2. Ogden, J（2012）*Health Psychology：A Textbook*（5th edn）. Milton Keynes：Open University Press.
本书全面综述了健康心理学理论和研究。

第 2 章
应对生活方式的改变

译者：彭建衡，陈新红

基于《预注册护士的教育标准》，本章将讨论以下能力：

领域 1：专业价值观

1. 所有护士都必须遵照《护士和助产士行为、表现和伦理标准》（NMC，2008，2015 年修订）以及其他公认的道德和法律框架自信地执业，也必须能够识别和应对人们对其护理选择和决策有关的道德挑战，并在法律范围内帮助患者及其家属或看护人员找到可接受的解决方案。

领域 2：沟通和人际交往技能

6. 所有护士必须利用一切机会，通过健康教育、榜样示范和有效沟通，鼓励健康促进的发展。

本章将讨论以下基本技能群：

技能群组：护理的组织性方面

1. 人们可以信赖新注册的毕业护士，并将其视为合作伙伴，与之共同对其需求进行全面且系统的评估。在相互理解和尊重个人情况的基础上制订个性化计划，促进健康和福祉，最大限度地降低伤害风险，并始终为他们的安全提供坚实保障。

到第二个进展阶段时：

3. 了解公共卫生的概念和健康生活方式的益处，以及各种生活方式或行为可能带来的风险，例如药物滥用、吸烟、肥胖等。

4. 能够识别不健康生活方式的指标。

到第三个进展阶段时：

18. 讨论与公共卫生有关的敏感问题，并向社区和公众提供适当的建议和指导，例如避孕、药物滥用、吸烟、肥胖等。

技能群组：营养和液体管理

27. 人们可以信赖新注册的毕业护士会帮助他们选择合理饮食，以提供充足的营养和液体摄入。

到第三个进展阶段时：

6. 利用饮食、身体、社会和心理因素的知识来指导实践，意识到这些因素可能导致不良饮食，引发疾病或受到健康问题的影响。

7. 考虑到饮食偏好、宗教和文化需求、治疗要求和出于健康考虑所需特殊饮食，适当选择和改变饮食模式。

9. 以非评判的方式讨论饮食如何改善健康，以及饮食不当带来的风险。

章节目标

通过本章的学习，你将能够：

1. 获取并理解当前关于选择健康生活方式的建议；
2. 理解将生活方式作为改善健康目标所涉及的社会、心理和政治层面的意义；
3. 开始与患者一起选择健康的生活方式。

一、引言

有关健康生活方式选择的信息常常令人困惑。有些决策的证据充分且清晰明了，而有些却变化多端，难以抉择。作为一名护士，需要对这些信息有一个全面的了解，不仅可以在患者因生活方式导致健康问题时为其提供指导，还能回答患者和公众提出的有关健康生活方式的问题。英国护士与助产士理事会要求所有护士支持患者决策并选择健康的生活方式。护士还需要紧跟最新研究证据，因为这些证据都是通过专业指南和项目信息的形式向公众展示。显然，作为一名专业人士，护士需要了解这些指导方针和信息背后的证据，这不仅能提升你的专业实践能力，还能增强患者和公众对你的信任与信心。

案例研究：选择健康的生活方式并非易事

一位社区护士在家访一位老年糖尿病患者时，患者的丈夫突然提到自己开始吃含橄榄油的涂抹酱，因为报道称橄榄油有可能降低血液中胆固醇水平。而患者妻子则建议他改用一种含有植物甾醇的涂抹酱，因为有广告宣称这种酱一定能够降低胆固醇水平。随后，她又补充道，所有的脂肪都是有害的，他应该只在面包上薄薄地抹上一层。

社区护士该如何解决这一问题？

首先，她让这位丈夫查看他食用的涂抹酱中橄榄油的百分比。结果显示橄榄油含量仅为10%，丈夫因此意识到这可能并不值得选择。

其次，护士解释说已有充分研究证明植物固醇和植物甾醇涂抹酱可以降低血液中的胆固醇含量。

最后，她告诉这对夫妇，植物固醇和植物甾醇涂抹酱需要按一定剂量食用才有效，仅涂一层薄酱是不够的。

在信息如此复杂的情况下，要做出有关健康生活方式的抉择并非易事。你也能像社区护士那样为患者提供帮助吗？

本章提供了一个结构化方法，帮助你思考如何与患者一起应对生活方式变化的问题。无论是多个健康生活方式主题（如健康饮食）还是简单主题（如饮食中的盐分），都可以采用这种方式进行处理。可以将这种结构化方法应用于你喜欢的主题，并在实践领域需要新主题时使用。图2.1展示了每个健康生活方式主题需要考虑的方面。

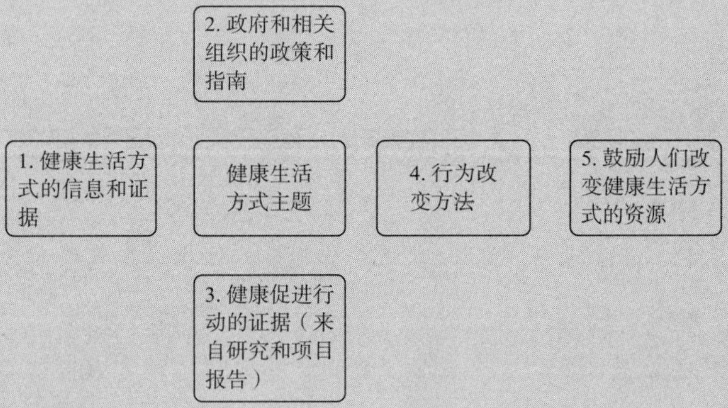

图2.1 健康生活方式主题需要思考的领域

首先，需要关注并缩小健康生活方式主题的范围。"性健康"作为一个主题太过宽泛，作为一个关键词或短语其所提供的信息过多。使用更精确的术语，如"安全性行为"可以缩小检索范围，且"使用安全套"显然会更能突出重点。同样，可以把"肥胖"缩小到"运动"或"减肥"，把"健康饮食"缩小到"水果和蔬菜"。尽量找到一个单一、明确的行为改变，与患者一起探寻。因为在现实中，人们通过分步骤来管理这种生活方式的改变会更为有效。一旦确定了主题，本章将依次审视图 2.1 中框 1 至框 5 的内容，并探讨其中的每个问题。然而，在此之前，需要了解与健康生活方式选择有关的更广泛的政治因素。

二、健康生活方式选择的政治因素

在现代健康促进的理念中，个人做出健康选择与政府提供必要的机会和结构之间始终存在一定的紧张关系。世界卫生组织（WHO）认识到，需要将健康责任从完全归因于个人的传统观念，转变为政府与个人共同承担的模式。（有关《渥太华宪章》的详细信息，请参阅第 1 章，该宪章承认政府有责任营造生活环境，以支持个人和社区在健康决策和健康选择方面的技能）20 世纪 80 年代，在右翼保守党政府统治下，英国并不承认国家有共同责任，而倾向于让个人对自己的健康选择、自身健康以及不良健康承担责任。1997 年，左翼工党政府当选，出台了一项责任共担的卫生政策，并将重点放在人民、组织和政府之间的合作伙伴关系上。2004 年，政府（也是工党）的健康政策发生了变化，强调通过提供支持性环境来赋予人们选择的权利。一个最明显的例子是禁止在封闭的公共场所吸烟，其目的不仅是保护公众免受被动吸烟的影响，而且还为吸烟者戒烟和非吸烟者远离吸烟提供更好的社会和环境机会。公共卫生白皮书《选择健康》（*Choosing Health*）（DH，2004b）旨在将重点从主要疾病目标转向生活方式问题，并承诺中央政府将进行更多的干预来支持健康生活方式的选择。该白皮书中提出的目标是：减少吸烟人数，降低肥胖率，改善饮食和营养，增加运动，鼓励和支持合理饮酒，改善性健康和精神健康。

2010年，由右翼的保守党和中间派的自由民主党组成的联合政府，为英格兰制定了一份自己的白皮书，取代了之前的那份。《健康人生，健康人民》（*Healthy Lives，Healthy People*）（DH，2010b）宣布中央集权已经失败，并承诺采取一种全新的方法，侧重于在当地社区开展工作，由地方政府领导（他们称之为"本地化"）。政府计划通过认识到人们在健康选择中面临的困难和不平等问题，并提供教育、社会支持和财政支持，来促进健康生活方式的养成。与以往白皮书不同，该政策未设定具体健康议题的目标，而是强调以解决健康问题的根本原因为出发点。此外，威尔士、苏格兰和北爱尔兰分别制定了各自的健康战略，总体上仍遵循英国全国健康需求的发展趋势，但具体实施方式有所不同，以适应各地区的特殊情况。

三、健康生活方式的信息和证据

现在请浏览图2.1，记住你选择的生活方式主题，并运用以下观点来寻找证据。

1.解读信息。

我们常遭受来自四面八方的信息轰炸，这些信息告诉我们要这样做、那样做，或者不要做某事。你是否曾尝试过将它们全部汇总，作为与患者或甚至自己家人合作的一组工作理念？

以下是可能收集到的一些信息：

• 每天摄入五份水果和蔬菜；

- 保持足够的锻炼；

- 减少糖的摄入量；

- 进行安全性行为；

- 总体减少脂肪摄入量，尤其是饱和脂肪酸；

- 完全不吸烟；

- 保持社交；

- 穿戴安全设备；

- 适量饮酒。

但是，你了解与这些信息相关的详细说明及其背后的证据吗？

最初，"每天五份水果和蔬菜"这一健康倡议于 2003 年推出，旨在鼓励公众养成健康饮食习惯。然而，由于人们对"一份"的概念以及哪些食物算作水果和蔬菜存在困惑，导致信息传递效果有限。尽管后续对宣传内容进行了调整，以提供更清晰的信息，但总体上未能达到预期的成功。这可能与"宣传疲劳"有关，使得该倡议需要彻底更新和重新包装。2009 年，**Change4Life** 正式推出"吃得好，动得多，活得久"口号。这种社会营销方法旨在为人们提供更多行动上的帮助。这项运动正在不断扩大，目前，基于健康行为信息，采用针对家庭的简洁形式，并以彩色方式呈现。该运动利用了杂志和电视广告、社交媒体以及与英国心脏基金会和凯洛格斯（Kelloggs）等机构的合作伙伴关系。人们可以通过加入一个面向学校、医院和卫生专业人员的本地支持者网络，以获取相关资源。2016 年，英格兰公共卫生部推出了一项针对中年人（40 至 60 周岁）的"One You"运动，以类似于"Change4Life"的方式鼓励人们吃好、喝少、多动和戒烟。当人们浏览相关网站时，需要完成一个小测验，该测验提供个性化健康生活方式的信息。英格兰公共卫生部表示，英格兰该年龄段群体 40% 的死亡与行为选择有关。该宣传活动因带有居高临下的说教意味而受到批评。你可以亲自查看这一新资源，看看你的看法如何。

关于理性饮酒的宣传信息一直存在争议。一些成年人可能还记得，政府对男性和女性每日安全饮酒量的建议多年来不断变化。2016 年推出了新饮酒行为指南，不再区分男性与女性的饮酒风险和限量。指南中规定不论男女，饮酒量上限都为每周 14 个单位，每三天一次。一个酒精单位相当于 10 毫升或 8 克纯酒精，相当于一杯 25 毫升的威士忌（ABV 40%），或三分之一品脱的啤酒（ABV 5%~6%），或半杯标准（175 毫升）红酒（ABV 12%）。指南还指出没有安全的饮酒量标准。世界癌症研究基金会特别强调并证实了饮酒致癌的风险。一次性饮酒过量（狂饮）是危险的。它可能导致肝脏和脑损伤，引发事故并助长暴力犯罪。女性一次饮酒六单位、男性一次饮酒八单位即为狂饮。

2016 年发布的另一条重要建议是：通过营养、阳光和补充剂来避免维生素 D 缺乏症。同时建议我们每天至少摄入 10 微克的维生素 D。建议至少在秋冬季节补充维生素 D，对于那些肤色较深和/或很少日晒的人来说，全年都应补充维生素 D。

最后，本节讨论了健康饮食教育工具的一项变革——以"餐盘"图示的方式来展示健康饮食结构。你可能已经熟悉这一工具。餐盘教育手段最初于 1994 年推出，名为"良好健康平衡"。经过深入研究后，2007 年对其修订为"Eatwell Plate"。2016 年，这两种"餐盘"模式于 2016 年被"Eatwell Guide"取代（本质上仍是餐盘模型，但不再以"盘子"命名）。然而，该工具仍然受到批评，例如："缺乏有力的科学证据"，以及"未能充分考虑不同文化背景下的饮食习惯"。最近的更新主要针对糖、碳水化合物和脂肪的新观点。当前的示意图增加了水果和蔬菜的比例，取消了果汁的推荐，强调饮用水的摄入，并突出不饱和脂肪酸的益处。此外，该指南还提供了食品标签和热量管理等相关信息。

实践活动 2.1　研究与寻找证据

现在想一个健康生活方式的话题，并对信息进行同样的调查。例如，一个健康的成年人应该做多少运动、做什么样的运动以及为什么要做这些运动？

• 确切的信息是什么呢？

• 人们会询问信息的哪些细节？以及如何跟踪信息？

• 证据是什么？为什么要求人们这么做？这种选择能预防什么，

如何预防？

　　本章末尾附有参考提纲。

　　为健康生活方式主题寻找最新循证信息是护士在健康促进中的重要职责。此外，还需要对信息进行调整和修改。

2. 调整信息。

　　需根据每个人的不同情况对信息进行调整。大多数健康教育活动都关注到了这一点，你会发现针对儿童、残障人士、老年人等不同群体的信息会有所不同。也许这些不同不会在宣传信息中体现，但从专业人士发布的项目证据中，可以发现应用于不同群体的变化，比如那些存在种族差异、宗教限制和社会劣势的群体。而对于已经患有疾病（包括身体和心理疾病）的患者，可能需要采取不同的治疗方法，这一点还有待进一步探讨。

实践活动 2.2　评判性思考

　　列出可能存在的患者差异，这些差异意味着需要修改信息，例如减少脂肪摄入量。

- 年龄——儿童和老年人有不同的需求；
- 性别——女性和男性可能会涉及生理或社会规范方面的特殊问题；
- 宗教——一些宗教对个人选择有限制；
- 文化——世界各地的人们有着不同的生活方式；
- 收入水平——收入与社会环境、住房和健康生活方式的获得有关；
- 教育水平——虽然我们通常不衡量教育水平，但要考虑患者的学习能力；
- 疾病影响——患者的疾病或患者的心理反应会影响其学习和改变生活方式的能力。

　　根据需要修改信息。

本章末尾附有参考提纲。

除了了解支持健康生活方式信息的证据外，还需要考虑这些信息的来源以及相关的使用指南。

四、国家政府部门的政策和指南

这是图 2.1 的下一部分。英国政府及其部门、机构和合作伙伴就所有健康问题制定政策和指南。健康生活方式主题有时单独出现（如吸烟），有时成组出现（如毒品、酗酒和吸烟），有时纳入与疾病相关的战略中（如冠心病和癌症）。政策的形式多种多样，涉及法律（公共场所禁烟）、白皮书（公共卫生的各个方面）、国家服务框架（如糖尿病）和战略计划（如性健康）。这些政策通常适用于全英国，但也需要了解其在全国范围内的差异。

当你研究健康生活方式这一主题时，可将卫生部作为研究的切入点，因为许多此类文件都是由卫生部发起或委托编写的。慈善组织也制定指南，且值得信赖（如英国糖尿病协会、英国心脏基金会）。有些组织是政府的官方合作伙伴，并起到带头作用，例如 Drinkaware（饮酒知情）、Terrence Higgins Trust（特伦斯·希金斯信托）和 Breast Cancer Care（乳腺癌关怀）。你可以使用互联网搜索引擎查找所需主题的文件，在这种情况下，必须注意查看网址中的组织名称，并仅相信政府或慈善机构和专业组织官方网站。切勿在商业公司的网站上寻求健康指导，尤其是那些以销售产品为核心业务的网站。个人观点网站或激进的反建制媒体平台虽然可能提供不同的思考角度，但在使用其信息时必须保持审慎态度。请向患者传递同样的建议，并在学术研究中仅使用权威、可靠的参考文献。

表 2.1 列出了一些当前用于指导健康生活方式促进实践的国家级政策文件。然而，该表并未包含 NHS（英国国家医疗服务体系）发布的许多关于护理服务的

实用文件，尽管其中也涉及部分预防措施（例如国家服务框架）。记得寻找你正在研究的任何策略的更新、评估和审查。

你必须查找所研究文件的后续内容，可能会有一份更详细的行动计划，或是在战略实施一段时间后发布的评估报告。此外，在选举后政府更迭时，也会制定新的战略计划。当进入卫生部网站时，就会看到最新的新闻，还可以在首页看到一些最重要的文件。使用网站的搜索框可以找到任何想要的文件。

在了解有关健康生活方式主题的国家战略和指南之后，你也许已经从文件提供的实例中发现了一些对实践有帮助意义的观点。接下来你需要继续研究健康促进实践本身的有效性。图 2.1 结构的下一步展示的是基于证据的实践方法。

实践活动 2.3　研究和寻找证据

访问公共卫生网站，就会看到一个显示最新消息的界面。可以从这里搜索其他主题和相关指南。搜索你感兴趣的健康主题，如"体育活动"，然后查看相关文件。

列出的文件中难免会有一些旧文件，或者只是卫生部的新闻稿和信函。不过，这也不失为了解所发布信息的有用方法，而且网站会按实用性进行排序。

由于此项活动依赖于个人研究，因此本章末尾未提供参考提纲。

表 2.1　一些健康生活方式主题的国家（由英格兰主导）指导方针

生活方式主题	发布时间	指导方针	组织
通用——当前的公共卫生白皮书	2010 年	健康生活，健康人民：英格兰公共卫生战略	卫生部
通用——儿童	2007 年	健康生活，更美好的未来：儿童和青少年健康战略	卫生部
肥胖症	2011 年（2015年更新）	健康生活，健康人民：英格兰肥胖问题的行动呼吁	卫生部
健康饮食	2009 年	Change4Life	卫生部

续表

生活方式主题	发布时间	指导方针	组织
性健康	2013 年	英格兰性健康改善框架	卫生部
	2010 年	怀孕策略：2010 年之后	
	2010 年	青少年怀孕管理部门	教育部
药物	2010 年	减少需求，限制供应，促进康复：支持人们过上无毒品的生活	英国政府
吸烟	2011 年	健康生活，健康人民：英格兰烟草控制计划	卫生部
心理健康	2011 年	没有心理健康就没有健康：针对各年龄段人群的跨政府健康结局战略	卫生部
体育锻炼	2004 年	每周至少五次锻炼：来自首席医疗官的证据	卫生部
	2009 年	积极行动，保持健康	
酗酒	2012 年	政府的控酒计划	内政部

五、健康促进行动的证据

接下来需要了解健康信息和国家指南是否有效。我们将探讨旨在传达改善健康生活方式信息的健康促进活动的有效性。

就结构而言，健康促进可以是健康教育、预防服务（初级、二级、三级）和保护健康政策的结合（Tannahill，2009）。这三个方面应基于研究、全国性活动和地方实践评估中所获得的最佳证据。

概念总结：坦纳希尔（Tannahilld）的健康促进模型

该健康促进模型阐述了坦纳希尔（1985，2009）的观点，即健康促进是以下三个活动领域的结合。

•健康教育——向人们传授健康知识和如何健康生活，这主要通过学校和媒体来实施。作为健康专业人员，护士在其中扮演着重要角色。

• 预防——提供疾病预防服务，如免疫接种、疾病筛查、为患者提供健康生活支持。

• 健康保护——坦纳希尔认为，健康保护就是制定法律、政策和分配资金，以促进健康。

上述三个领域相互重叠，因此健康教育有助于预防疾病，且健康保护可以就教育和预防服务的政策达成一致。该模型有助于你思考某个主题的所有可能方面——以吸烟为例：

• 在学校和国家医疗服务体系中开展健康教育；

• 通过戒烟课程和尼古丁替代品进行预防；

• 通过禁止在封闭的公共场所吸烟以及限制广告和销售来进行健康保护。

该模型展示了向人们传授健康生活方式（健康教育）、理解预防内容和方式（预防）以及做出选择的政策环境（健康保护）之间的相互关系。坦纳希尔模型使健康专业人员能够为有类似需求的人群提供一整套健康促进方法。现在请将坦纳希尔模型应用于健康生活方式的工作中。

实践活动 2.4　评判性思考

思考一下如何针对健康生活方式主题（如口腔健康）开展健康促进活动。

• 健康教育——你会教给患者什么？

• 预防服务——你会建议患者如何预防疾病？谁能为其提供帮助？

• 你能找到哪些有关保护性政策和国家指南的信息？

本章末尾附有参考提纲。

该模型试图涵盖改善健康的全方位举措，包括健康教育、预防服务以及制定健康保护政策。它能够帮助你在实践中规划涵盖这些领域的干预措施，以更全面地促进健康。

许多健康促进举措也是围绕这三个领域进行构建的，尽管它们可能并没有明确说明。地方性举措（通常称为项目）针对一个或多个主题进行设置，例如解决儿童肥胖问题、老年人足部健康问题、长期心理疾病患者的健康饮食问题，或是以青少年为重点，解决一系列问题，如酗酒、毒品、性行为以及街头安全等。这类工作提供的证据并非来自科学研究，而被视为通过干预收集证据，并通过定量和定性的混合型数据集来进行评估。

然而，健康促进的证据往往并不充分。例如，在开展性教育课程、课后体育活动或减少食盐摄入等活动时，很少进行随机对照试验研究（最佳证据获得路径）。因为必须严格分组对照研究，而组间唯一的区别在于干预措施本身，所以这些实验很难开展。想象一下，一所学校里有两组儿童，一组有游泳课，而另一组没有，但那些不上游泳课的儿童可能会同家人一起去游泳，因此差异被掩盖了。此外，如果已知某项干预措施有益时，剥夺其中一组获得该措施的机会则会被视为不公平，也不道德。

显然，在某些情况下，严格的科学研究方法可能行之有效，如尼古丁替代疗法、癌症筛查或成人减肥计划。尽管伦理问题依然存在，但至少干预措施本身是可控的。有些研究对两种或多种干预措施（如不同的饮食方案）进行了比较。英国国家卫生与护理卓越研究所（National Institute for Health and Care Excellence, NICE）发布了一系列公共卫生主题的最佳证据（以及其在药物治疗方面所做的更广为人知的工作）。如需查找相关文件，请访问英国国家健康和保健卓越研究所网站，查找相关主题或查看现有的公共卫生指南。网站中有一份关于行为改变的通用文件（NICE，2007），以及关于饮酒、肥胖、体育活动、性健康和吸烟等主题的指导。

健康促进项目的研究证据往往较难获取。一些出版物可能包含由研究人员撰写的章节，介绍他们的项目经验，而学术期刊中也可能发表类似的文章。英格兰地方当局（自 2013 年 4 月起）以及英国其他地方社区卫生组织与地方当局合作，制定并实施地方性健康促进项目。最后，学术方法可引导你利用搜索引擎和期刊数据库检索文献，有助于发现大量有关健康促进研究和健康促进干预项目 / 举措的专业文献。仅需要提炼关键词，通过缩小搜索范围来找到最相关的文献。

至此，你已经了解了健康信息的详细内容，查阅了有关健康信息的国家指南，并通过文献阅读了解了一些证据，已做好了为患者制订干预计划的准备。接下来将探讨行为改变方法。

六、行为改变方法

所有健康促进活动都可以被视为旨在促进健康行为改变。即使使用坦纳希尔的模型，也是关于：

- 通过教育来促进行为改变；
- 促进预防性行为的改变并利用预防性服务；
- 意识到社会和环境限制对改变的影响，并通过制订健康政策来促进健康选择。

1.行为改变模型。

没有人会孤立地做出选择或改变行为。有一些内部因素，如一个人的成长环境，以及来自普通教育、文化和家庭的信念和态度的影响。还有一些外部因素，如环境、社会交往、宗教和收入。人们如何进行健康行为改变已经成为许多理论和研究的主题。目前，行为改变模型包括基于信念和知识的行为改变模型（认知模型）、社会影响的行为改变模型（社会认知模型）和赋能的行为改变模型（赋能模型），所有这些模型都有助于护士考虑如何帮助患者改变他们的行为。

认知模型侧重于个体的思维过程，因此信念、态度和价值观对个人的决策影响最大。这就意味着，作为一名护士，你要么顺应患者的信念并与之合作，要么努力改变这些信念，无论是帮助患者发展适应健康信息的方式（根据个人选择的偏好食物减肥），还是说服患者改变他们的信念（尝试一种不同的饮食方式，而不是遵循由家庭习惯或过去不良经历所设定的饮食方式）。这些模型的局限性在于，仅仅根据信念提供改变行为的建议，只能让人们"想到"适当的改变（因此属于认知），但并不能使人们做出改变或赋予人们改变的能力。这就是"改变行为的意愿"与"改变行为"之间的差距。

社会认知模型介绍了他人对患者行为的影响，因此患者可能担心自己选择的事物与朋友不同时会被视为"不正常"，或者被认为"挑剔"。男性戒酒可能会因为选择"女性化"的软饮料而受到朋友的嘲笑。有时，恐惧因素非常强大，可能会阻止健康行为（害怕在健身课上看起来胖）或促进健康行为（阅读关于年轻女性死于宫颈癌的报道可能会鼓励接受涂片检查）。这些模型的局限性在于，尽管展示了其他人对特定行为的做法和看法，但它们仍然不能使人们有能力去改变。意愿和行为之间的差距没有被弥合。

赋能模型（参见第5章）假设前两种行为改变理论没有考虑到人们决定改变的困难。赋能模型表明，人们需要通过自己以往的行动（他们学会如何成功）或需要通过他人（比如护士）来获得赋能。NMC的标准包括护士在赋予患者决策能力方面的作用。赋能并不仅仅是获取更多知识，所以给予患者所有信息只能有限地帮助他们。赋能还意味着能够对信息进行权衡或判断——提高患者自主决策的能力，即使有新的或相互矛盾的信息发布。此外，赋能就是增强患者对自身所做决定的信心。你自己也知道，当其他人不相信你有能力做决定时，这有多困难。但最重要的是，赋能就是为患者"留出空间"，确保他们的声音被听到，他们的意见被重视。有人称这是与患者建立真正的合作伙伴关系，使他们能够思考和了解他人的想法，迈出决定改变的第一步。这可以在一定程度上缩小意愿与行为之间的鸿沟。然而，即使做出了决定，获得赋能的人在实际做出改变时可能仍然会遇到困难。

一种声称能够涵盖并包括上述所有理论的行为改变模型是转变理论阶段模型（Prochaska and DiClemente，1982），见表2.2。该理念是：人们会经历不同的阶段，而健康专业人员可以促进他们在这些阶段的进展。必须认识到，它改变了护士促使行为改变的方式。如果简单地认为——患者在病房或诊所接受教育后就开始改变，然后接受戒烟等改变目标——是愚蠢的。该模型的作者建议，鉴于健康专业人员与每位患者接触的时间有限，他们的目标只需让患者从一个阶段推进到下一个阶段，因为期望很快完成整个循环是不现实的。

该模型描述了人们如何经历这样几个阶段：起初他们不考虑改变自己的健康行为（无意图阶段），然后开始认为他们应该改变（意图阶段）。

下一个阶段是通过阅读和调查如何改变来准备改变（准备阶段），接着是尝试新行为中的第一步（行动阶段）。在这几个阶段中，人们可能会出现反复并回到旧的行为中，尤其是当他们尝试了某些方法但未奏效时（复发阶段）。然而，最终，该模型阐释了人们如何维持新的健康行为并持续保持所做出的改变。每个阶段的过渡都充满挑战，并非轻而易举。作为护士，你的作用在于寻找有效的方法，激励患者迈向下一个阶段，或者在他们经历复发时，帮助他们重新回到改变的轨道上，继续前行。

表 2.2　转变理论阶段模型

变化阶段	发生了什么变化？	推向下一阶段
无意图阶段	患者既不清楚自身需做出改变，也缺乏在未来进行改变的意愿	需要一些吸引和警示患者的事物，也许是一个有免费礼物的有趣活动，或者是一种引起恐惧的图形警告
意图阶段	患者正在逐步形成一些认识，并表示"我确实应该在某个时刻完成这件事"	需要帮助患者制订计划。可以向患者介绍多种改变方式。有时一个成功榜样的故事会有所帮助——"如果别人能做到，我也可以！"
准备阶段	现在患者正在寻求有关改变的信息，提出问题，查阅相关资料——尽管尚未发生实质性改变，但仍在寻找支持和安慰	需要提供一些想法，但不要导致信息过载。提供各种选择和信息来源——手册、网站、免费的入门课程。鼓励他们选择一些可以尝试的内容。协商一个开始日期，否则调查将花费很长时间
行动阶段	决定尝试一种新的改变方式。这个决定可能是试探性的，取决于天气或参与的人员。这种尝试性的改变需要经过一段时间的测试	现在是表扬和建立自信心的时候。倾听患者描述她或他对改变的体验。祝贺患者，鼓励她或他继续保持。与此同时，可以安慰患者，一次失误并不意味着失败

续表

变化阶段	发生了什么变化?	推向下一阶段
复发	偶尔也会发生这样的情况,比如,患者不喜欢自己正在尝试的事情,理由是"不起作用""我不喜欢""它们对我不好"	复发阶段表明潜在失败。与患者一起探讨下一步该怎么做。也许他或她需要尝试一种全新的方法,因为现有方法不适合。也许患者只需要再次被告知,一天的不良行为并不意味着他或她不能重新开始
维持阶段	特定的新的健康行为已经确立。患者相信它有效,事实上他对此也十分自豪,并将这一成果广而告之	任务尚未完成。患者现在需要完成自己的赋能。患者行为改变成功,需要被表扬,也需要开始使用自己新获得的能力。试着让患者向他人讲述自己的成功故事,并向患者征询对其他患者有益的建议
	下一个变化?该模型呈螺旋式上升	成功的、赋能的患者尝试改变健康的另一个方面

由于人们在做出改变时会遇到很大的困难,因此该模型仍然饱受争议,因为它在缩小"准备阶段"和"改变阶段"之间存在的意愿与行为差距方面不够理想。一些专业人士认为,可以通过帮助人们制订行为改变的计划来缩小二者差距。

实践活动 2.5　沟通

选择以下患者中的一位:

• 一位 50 岁的糖尿病女性患者;

• 一位有人格障碍的 30 岁男性患者;

• 一位患有哮喘的 14 岁女孩;

• 一位 24 岁有学习障碍的男性患者。

根据普罗查斯卡和迪克莱门特阶段变化模型的每个阶段,你将如何帮助他们戒烟?

本章末尾提供了参考提纲。

了解和使用这些行为改变模型可以帮助你理解如何运用理论来指导实践。了解人们如何从行为改变模型的一个阶段进展到另一个阶段,这将有助于你在健康促进工作中制订切实可行的目标,而不是期望立刻产生新的健康行为。

2. 行为改变技术。

除了上述行为改变模型外，还可以考虑使用其他技术。这些技术主要在医疗行业内产生，作为医疗手段供家庭医生诊所使用，当然，其他医疗专业人员也采用了这些手段。

动机访谈(Rollnick et al., 2008)是一种人际交往方式,而不是一种结构化模型。它有四个一般原则:

- 表达对问题和改变需求的同理心;

- 发展差异（使人们了解当前行为与期望改变之间的差异以及优缺点）;

- 接受对改变的抵抗是正常的;

- 支持改变行为中的自我效能感和自主性。

通过这种方式，动机访谈者可以向患者表明，他或她的问题是可以理解的，改变的必要性显而易见，对改变的不情愿是自然的，而患者可以做到转变。动机访谈作为一种技巧，通常可以独立运用，并且经常被医学专业人员使用。其目的通常是赋能，作为一名护士，可以采用这种技术来向患者展示同样的事情。

简要干预（Babor and Higgins-Biddle，2001）是指可用时间和所用时间，而不是特定技巧的术语。该方法也是以解决问题为重点的简短疗法，旨在使治疗过程直接围绕所需的行为改变这一问题展开。该领域的大多数研究者都认为它具有以下原则:

- 提高对当前行为风险的认识;

- 强调患者有做出改变的责任;

- 提供如何改变的建议;

- 提出如何改变的策略;

- 鼓励设定行为改变的目标和规划。

作为一种能让患者迅速作出决定并采取行动的手段，简要干预可以是任何先前理论和模型中使用的重点。简要干预常用于解决酗酒行为和情绪问题，比动机访谈略显直接，往往会挑战患者的行动力。其目的是在风险较高的情况下尽快做出改变。

一种全新的健康行为改变方法近年来重新成为了讨论焦点——经济激励机制。这一方法尤其在肥胖管理和体重控制领域备受关注。例如，在英国国家医疗服务体系（NHS）支持的一项名为"Weight Wins"的计划中，由私营公司运营的项目向成功减重并保持体重的人提供现金奖励。此外，经济激励的应用范围还被建议扩展至其他健康行为，如提高药物治疗依从性、促进避孕措施使用、鼓励参与健康筛查以及帮助戒烟等。激励形式不仅限于现金奖励，还可以是食品代金券或慈善捐款等多样化方式。然而，尽管在戒烟领域的激励措施并未直接提高戒烟成功率，但确实促使更多人加入戒烟支持小组，显示出一定的积极影响。

然而，NICE 对激励措施的有效性持怀疑态度，并就此问题开展了咨询。NICE 认为，使用这些激励措施可能会引起分歧，因为它们奖励了本应该自觉完成的任务，对那些自愿完成任务的人不公平。而支持使用激励措施的人认为，任何改善健康的方法都是值得的。NICE 已经建议进一步研究激励措施。

七、健康促进生活方式的资源

图 2.1 中的最后一步是考虑所选主题的资源。现在你已对要传达的信息、政策背景、健康促进证据和行为改变方法有了进一步了解，那么接下来需要思考与患者共同使用何种资源。在一定程度上，可以依靠自己的知识和技能来解释、撰写说明、绘制图表等。同时还有许多有用的教学材料和资源可供使用，并提供给患者自行使用。

首先，思考使用哪种资源材料对患者群体和护理环境有益。

• 宣传单是一种阅读材料，但并不是每个人都会看，采用其他方式可能使患者习得效果更好。

• 海报具有视觉冲击力，可以吸引那些仍处于无意图阶段人群的注意力。海报是一种有趣且吸引眼球的展示形式。

• 患者可以随时访问相关健康网站，这种方式正变得越来越实用。尤其是儿童对于计算机的使用较为熟悉，同时，越来越多的老年人（"银发冲浪者"）也在积极使用互联网获取健康信息。

• DVD 影片适用于团体健康教育课程，也可以在候诊区循环播放，增强信息传播效果。

• 人体器官模型、食物分量示范、吸烟损害的肺部模型等，比单纯的图表更直观易懂。还可以使用指示健康腰围的卷尺、计步器和避孕套演示模型等设备。

• 越来越多的人开始使用手机应用程序，这些应用程序主要由一些与减肥等领域合作的商业公司开发。例如，英国心脏基金会开发的食谱搜索器就可从 iTunes 免费下载。NHS 正在开发一个安全可靠的健康应用程序库，其中包括支持疾病管理和健康生活选择的应用。

• 最后，在向群体传授健康生活方式时，尽量以有趣的形式来开展，并赠送一些小礼品，如苹果、牙刷和笑脸徽章等。

请记住，所有教学资源材料的使用，在医疗专业背景人员的参与下会更加有效。可与患者合作制订个性化教学资源。了解更多有关教导患者的信息和建议，具体请参阅第 4 章。

你需要了解从哪里获取资源。同本章开头一样，想一想健康信息，并找到提供相关资源的组织。

实践活动 2.6　研究和寻找证据

使用关于压力认知的宣传信息，联系你所在地区的社区健康组织或地方政府机构（在英格兰），这些机构负责为您的工作领域提供支持。

• 是否有针对该主题的政府官方机构？

• 在全国或世界范围内，是否有专门针对该主题的活动日、活动周或活动月？

• 是否有慈善组织参与其中（可能不完全是关于健康生活方式主题的，也可以是与预防疾病相关的）？

> • 是否有可以正式寻求帮助的商业组织？在这一点上要谨慎行事，因为我们不希望进行广告宣传，并且不能超出雇主的采购合同范围。
>
> • 还可以获取哪些免费资源？如果不能，需要支付多少费用？本章末尾提供了参考提纲。

健康促进方面有许多可能的资源，但获取这些资源需要费一点工夫。第7章提供了在实践中管理资源的进一步指导。

浏览图2.1中原始结构的所有部分后，你应该掌握了整合有关健康生活方式主题的信息和方法。思考一下你在本章开头选择的主题：思考该信息的证据、涉及的政策、健康促进行为的证据、可使用的行为改变方法，以及可用的资源。还有一个尚需探讨的方面是护士自身健康生活方式的选择。

八、护士应成为健康生活的榜样

护理和助产委员会（2010）报告称，护士应该成为健康生活的榜样，并对自身健康负责。国际护士理事会在2010年国际护士节也发表了类似的声明。

人们对这些声明的回应各不相同，大多数人都同意对保持健康的需求，但否定充当榜样的观点，因为这可能存在榜样比患者更好的假定。试想一下，如果一位表现出极其健康行为的护士帮助患者时，患者可能会有什么样的感受——崇拜还是自卑，向往还是挫败？有趣的是，这种必须成为榜样的要求通常针对的是健康专业人员，而罕有人期望教师从未经历过考试失败，或者心理咨询专家从未有过情绪问题。也许我们应该认识到，护士和其他人一样都不完美，他们成为榜样，可以不是因为完美的行为，而是因为他们有着发现问题、解决问题的能力和风险意识。

以吸烟为例。如果你作为一名护士，是一位吸烟者，那么患者可能会与你产生共鸣，要么会说你帮不上忙。如果你不吸烟，患者可能会模仿你不再吸烟，或者认为你不知道吸烟的感觉。如果你已经成功戒烟，患者可能会钦佩你，或者认为你由于某种原因更容易戒烟。然而，无论个人行为如何，你都应该帮助吸烟者开始戒烟。你能做的就是掌握事实、了解风险并知道从何处得到帮助。

章节概要

本章探讨了护士在促进健康方面所面临的问题，特别是如何推动人们向健康生活方式转变。其中涉及多个核心主题，包括健康生活方式的政治因素，以及获取证据和支持来帮助人们改变行为的挑战。护士的角色被整合到一个系统化的框架中，以便帮助您更高效地收集信息，并在健康生活方式相关议题上开展工作。这一框架包括了解健康生活方式的信息、国家政策、有效的证据、健康行为改变方法，以及为患者提供帮助的资源。

实践活动的参考提纲

实践活动 2.1　研究与寻找证据（第 44 页）

运动建议是"至少每周五次"。

• 每周至少五天，每天至少进行 30 分钟中等强度的体育锻炼。这可以是一次持续的运动，也可以是多次至少 10 分钟的短时运动，或者是结构化的体育活动。所有运动都有助于控制体重。为了骨骼健康，需要进行对骨骼施加高强度物理压力的活动。运动还有助于预防心血管疾病、癌症、2 型糖尿病和肥胖。

• 老年人应特别重视日常活动，保持活动性并进行特定的增强力量、协调性和平衡性的活动。

• 儿童和青少年每天应至少进行 60 分钟中等强度的有氧运动。每周至少两次应包括有助于改善骨骼健康、肌肉力量和灵活性的活动。儿童时期的定期体育活动有助于降低疾病风险因素，避免体重增加，达到峰骨量，并有助于心理健康。

实践活动 2.2　评判性思考（第 45 页）

传达的信息是少吃脂肪，尤其是饱和脂肪酸，男性每天不超过 30 克，女性每天不超过 20 克。

• 儿童摄入的饱和脂肪酸应少于成人摄入量。不过，低脂饮食并不适合 5 岁以下的儿童，因为儿童需要营养物质。体弱或体重不足的老年人也不应该低脂饮食。

• 有些烹饪方法惯用高脂肪材料，例如酥油（澄清黄油）或棕榈油，这两种都是饱和脂肪酸。

• 家庭收入较低人群往往会选择便宜的超市食品和简单的现成食品，这些有限选择的食物通常脂肪含量较高。

• 你是否尝试过根据标签信息计算食物中的脂肪含量？标签会标示出脂肪的克数或百分比。但是，你还必须分别计算出总脂肪量和饱和脂肪酸量。这需要一定的阅读水平和计算能力。

• 建议那些致力于降低血液胆固醇水平的人，在其饮食中减少总脂肪和饱和脂肪酸的摄入。关于减脂餐应该选择低脂肪还是低碳水化合物，目前尚存较大争议。极低脂肪含量的饮食可能引发激素水平降低，进而影响生育能力及大脑功能。

实践活动 2.4 评判性思考（第 49 页）

健康教育：

• 传播有关牙齿和牙龈健康与疾病的知识——氟化物、酸性食物；

• 示范正确使用牙线、刷牙和清洁舌头的方法；

• 通过激励和赋能促使行为改变。

预防服务：

• 在自来水中添加氟化物；

• 定期看牙医；

• 自我检查牙龈出血、疼痛和龋齿征兆。

保护性指南：

• 你知道当地的自来水是否含氟吗？

• 你是否应该使用含氟牙膏？孩子也应该使用吗？

• 英国牙医协会建议使用吸管喝汽水饮料，使用含氟牙膏后不要漱口，并以碱性食物如奶酪而非水果结束一餐。

实践活动 2.5 沟通（第 54 页）

这些人之间的相似之处可能多于不同之处。每个人可能都有恐惧，做出决定的能力也参差不齐。以下是对可能出现变化的一些看法。

• 老年人可能反感被告知该做什么，更倾向于坚持传统方式，认为自己的经验足够。他们可能将生病视为自然衰老的一部分，因此对健康建议更加抵触，甚至认为"改变已经太迟"。他们可能不喜欢阅读健康材料，也不愿意在群体中公开讨论自己的健康问题。应当向他们强调健康改善带来的小变化，例如减少气短、降低冬季呼吸道感染的风险，而不是强调长期健康收益。

• 精神病患者往往无法洞察自己所面临的风险。他们可能注意力不集中，对建议反应迟钝。习惯性行为（如吸烟）往往已经成为他们个性的一部分，并且可能伴随酒精或毒品使用等其他问题。他们可能难以作出决定，或对风险缺乏洞察力。尽量让他们明白改变会给他们的生活带来相关益处，例如，有更多的钱买衣服或休闲用品。如果他们对健康饮食感兴趣，那就重点关注健康饮食，而非吸烟，并提醒他们戒烟后胃口会更好。从某种意义上说，这与使用激励措施相似，也可能奏效。

• 青少年往往不喜欢管理长期疾病。他们也不理解对他们来说看起来是"老年人疾病"的健康建议有何意义。吸烟在青少年群体中可能看起来"很酷"，因为同龄人的意见对他们影响很大。有些戒烟方法比其他戒烟方法更难；参加只有成年人加入的戒烟团队并不能达到令人满意的效果。尽量寻找符合他们年龄段的学习材料。对于这个年龄段的孩子而言，使用奖励很受欢迎；他们关注改善自己的外表和吸引力，而不是长期风险。

• 对于有学习障碍的人而言，所采用的方法应当符合其认知水平，例如，使用简单的信息、贴近现实的演示以及将吸烟与咳嗽明确地联系起来。隐喻和格式化的材料不易理解。监督和指导至关重要，因为人们的注意力可能会有所不同，有时需要重复信息输入。

在处理各阶段问题时，这些差异会影响工作的效果。有些患者从一个阶段到另一个阶段所需的时间比其他患者长很多，最终可能无法实现戒烟的目标。

实践活动 2.6　研究和寻找证据（第 57 页）

• 可以从当地的社区卫生组织或地方当局获取免费的政府传单和海报，还可以询问那里的健康促进工作人员是否能提供帮助。

• 卫生部提供一系列健康主题的传单和海报。可在相关网站查询和下载。

• 世界心理健康日是 10 月 10 日，国家压力意识日是 11 月 6 日，愤怒意识周则在 12 月。可使用搜索引擎查找与你工作相关的健康活动——还可以找到一些当地举办的活动。英国心理健康慈善机构和英国皇家精神科医学院可为你提供相关资源。它们的资源可能仅在线上提供，或可能需要为大宗订单支付一定费用。如果你计划在健康机构内设立信息摊位，或开展一个小规模的宣传活动，你可以向其他组织寻求支持或赞助购买所需的资源。你所在护理机构的餐饮供应商可以作为赞助商，可能会同意捐赠一些水果（比如香蕉，帮助放松）或资助相关活动。虽然压力球可用于放松，但价格不菲。可以说服当地的健身房或辅助治疗机构提供试听课程，同时为其设施打广告。

拓展阅读

1. Hutchfield，K（2010）*Information Skills for Nursing Students*. Exeter：Learning Matters.

这是一本很好的关于信息技术使用的指导书籍。

2. Ogden，J（2012）*Health Psychology*：*A Textbook*（5th edn）. Milton Keynes：Open University Press.

本书综述了各种健康行为变革理论，并对这些理论的有效应用提出批评评论。

第 3 章
鼓励健康筛查

译者：陈新红，彭建衡

基于《预注册护士的教育标准》，本章将讨论以下能力：

领域 3：护理实践与决策

5. 所有护士必须了解公共卫生准则、优先事项和护理实践，以便认识和应对健康、疾病和健康不平等的主要原因及社会决定因素。必须使用一系列的信息和数据来评估个人、群体、社区和民众的需求，致力于改善健康、福祉和医疗保健体验；确保所有人平等地获得健康筛查、健康促进和医疗保健服务；并促进社会包容。

章节目标

通过本章的学习，你将能够：

1. 解释健康筛查作为二级预防在健康促进中的作用；

2. 理解健康筛查的重要性；

3. 确定并列出英国现有的筛查类型范围；

4. 了解护士如何与患者讨论健康筛查。

一、引言

筛查是对表面健康、无症状的人群进行特定测试的过程，这些人可能未意识到自己存在某种特定疾病或健康问题的风险。这种检测是大规模进行的，会邀请特定年龄或性别的群体参加。作为一名护士，你需要了解如何为人们提供健康筛查的机会，并且需要知道英国有哪些类型的检查。你还需要明白这将如何促进他们的健康和福祉。你应该能够回答患者可能会提出的问题。护士还必须了解患者选择是否接受筛查邀请的一些原因。关于筛查的讨论经常见于媒体报道，一些健康问题也会受到高度重视。患者可能会向你咨询各种问题，这时你需要清晰了解筛查计划背后的指导原则。本章讨论了健康促进和筛查的作用，其目的是介绍英国目前各年龄段人群可以获得的筛查项目。然而，国家筛查计划并不针对所有疾病，护士需要意识到这一点。

二、健康促进和健康筛查

在疾病二级的预防中，健康促进的作用是提高人们对现有筛查方案的认识，鼓励人们参加并接受邀请，支持和帮助他们了解筛查结果。或者，可能需要鼓励人们在出现健康问题的第一个征兆时去接受检测。通过及早发现疾病，适当的早期治疗有可能成功改善健康结局。二级预防的核心是尽早筛查疾病，并在疾病的早期阶段进行干预，以防止进一步恶化。筛查是实现这一目标的关键，使得治疗可以在更早的阶段开始。

概述：疾病预防的三个层级。

一级预防：旨在使人们保持健康、远离疾病，例如鼓励健康的生活方式或免疫接种。

二级预防：旨在通过筛查等行动发现人们可能未察觉的疾病。

三级预防：是指在疾病发生后采取的行动，旨在促进康复或防止进一步残疾。包括康复措施、药物使用建议、生活方式改变建议以及为患者健康地应对疾病提供支持。

筛查通过早期发现或诊断严重疾病，并鼓励人们在健康问题初现时及时寻求治疗，具有拯救生命或改善生活质量的潜力。

筛查并非绝对可靠的过程。尽管如此，筛查有助于降低现有疾病（可能伴随并发症）发展的风险或阻止进一步恶化，但它不能提供完全的保护保障。并非所有健康问题都适合进行筛查。制订大规模筛查计划的决定都将涉及收集大量医学证据并考虑伦理问题。健康促进还必须包括倡导功能，随着大规模筛查计划政策的不断发展，鼓励公众开展充分的信息辩论和讨论。

在任何筛查项目中，都可能出现一些错误的结果，将某些人误判为患病，这种情况被称为假阳性；而错误地报告某些人未患病则被称为假阴性。因此，必须对筛查项目的预期保持。英国国家筛查委员会（UK NSC）越来越倾向于将筛查视为风险降低，而非完全消除风险，强调筛查的局限性（UK NSC，2015 年）。筛查能降低某种疾病或其并发症的风险，但无法提供完全的保护保证。

三、国家筛查计划

NSC 和 NHS 筛查计划的执行机构隶属于英格兰公共卫生部门。英国国家筛查委员会向英国四个地区的部长和 NHS 就筛查的各个方面提供建议，并汇总研究证据和定期审查筛查政策。英国国家筛查委员会制定了全国范围的政策，但具体如何以及何时在实践中制定政策则由英国的不同地区决定。这意味着居住地区的不同，提供的服务可能也会有所不同。在英国，从产前和新生儿筛查计划到儿童、中年和老年，都有一系列针对健康问题和疾病的筛查。作为护士，您可能不会直接参与所有筛查测试的实施，但您需要足够了解这些筛查，并能回答患者的问题。

1. 产前 / 新生儿筛查。

NHS 产前筛查包括超声影像以及唐氏综合征、镰状细胞病、地中海贫血、胎儿畸形和传染病（如艾滋病、乙型肝炎、梅毒和风疹）的检测。筛查计划旨在为所有孕妇提供检测和信息。NHS 的新生儿筛查包括听力测试、新生儿体检和血点筛查。英国的血点筛查可以提供先天性甲状腺功能减退症、苯丙酮尿症、镰状细胞病、囊性纤维化和中链酰基辅酶 A 脱氢酶缺乏症的筛查。

2015 年起，英国国家筛查委员会新生儿血点筛查计划新增了对四种疾病的筛查。这些筛查包括枫糖尿病（maple syrup urine disease，MSUD）、同型半胱氨酸尿症（homocystinuria，HCU）、异戊酸血症（isovaleric academia，IVA）和戊二酸尿症 1 型（glutaricaciduria type 1，GA1），这意味着英国的筛查计划已经能够覆盖九种疾病（UK NSC，2015）。儿童筛查在入学健康筛查中持续进行，大约在 4~5 岁时会检查三个不同方面的内容。在家长同意的情况下，监测儿童的生长和身高。听力测试由听力学家进行，视力评估由视力矫正专家进行。要了解产前和新生儿筛查的检查项目，请查阅英国 NHS 筛查网站的产前和新生儿筛查时间表。

2. 中 / 老年筛查。

英国有针对乳腺癌、子宫颈癌和肠癌的中 / 老年筛查计划。在可以进行癌症筛查的情况下，筛查是早期发现异常的重要工具。这使得在癌症治疗的最佳时机开始治疗，甚至在某些情况下，治疗可以在癌症发展之前开始。

当考虑在英国进行癌症筛查时，重要的是要记住英国的每个地区（英格兰和威尔士、苏格兰和北爱尔兰）都有各自的筛查计划。受邀参加筛查的年龄范围可能略有不同。无论你身处何方，了解英国国家筛查委员会网站上有关筛查的各种详细信息都是有益的。你可能希望了解居住的地区预计会发生什么，以及从事临床工作的地区将会发生什么。请确保选择适当的地区。英国国家筛查委员会负责管理英国的癌症筛查具体项目，并发布有关应该支持哪些筛查项目的指导，还提供如何实施和监控这些项目的详细信息（UK NSC，2015 年）。

3. 乳腺筛查。

乳腺筛查包括对每侧乳房进行乳房 X 射线检查（将乳房小心压缩后再拍摄 X 光片）。潜在患者可能对乳房筛查有各种个人和文化方面的顾虑，因此告知她们英国 NHS 乳腺筛查机构的工作人员都是女性是很重要的。 如果患者担心这个过程听起来很痛苦，请安抚她，告诉她参与筛查的女性通常会说很不舒服，但并不痛苦。这可能会影响女性是否愿意参加筛查预约。乳房 X 射线摄片可以检测出乳房组织中的微小变化，这些变化可能太小，无法通过自我检查或常规体检被察觉。在英国，年龄在 50~70 岁的女性，每三年会收到一次参加乳腺筛查的邀请（70 岁以上的女性不会收到邀请，但鼓励她们自行预约）。从 2012 年开始，英国的乳腺筛查计划扩展到 47~73 岁的女性。这意味着女性一生中可以有两次额外的筛查机会。

进行乳腺筛查试点研究，旨在调查 47~49 岁和 71~73 岁女性以及 50~70 岁年龄组女性乳房的真实情况。扩大乳腺筛查计划的年龄范围始于 2012 年开展的一项完整的随机对照试验，预计 2016 年后全面推广该计划。筛查年龄范围的扩展将在英国逐步推行；它意味着并非每个人都会直接收到邀请，而是以随机方式逐步扩大的执行机构筛查范围，以便进行科学评估。牛津大学的研究人员将代表 NHS 乳腺筛查计划分析结果。

案例研究：英国扩大乳腺筛查范围

帕帕多普洛斯（Papadopoulos）夫人是一位72岁的女士，她收到了参加乳房X射线检查的邀请和预约时间。她上次参加筛查是在三年前，她以为这将是她最后一次接受筛查邀请，因为她读到NHS的乳房X射线检查年龄范围是50~70岁。邀请函附上了一本名为"扩大筛查年龄"的小册子。

这本小册子详细介绍了乳腺筛查如何在年龄范围的两端进行扩展。由于帕帕多普洛斯夫人所居住的地区引入了NHS乳腺筛查的年龄扩展政策，因此，她已被随机选中并受邀接受筛查。这意味着她将在70岁以后再次接受筛查。帕帕多普洛斯夫人很高兴被纳入新的年龄扩展筛查计划，这意味着她无须在这种情况下与当地筛查单位联系，以申请针对70岁以上人群的进一步筛查预约。

有乳腺癌家族史的年轻女性将定期接受筛查，并可能受益于通过磁共振成像（MRI）扫描进行的不同类型的筛查。这种筛查方式对于年轻女性致密的乳腺组织更为敏感（Salem et al.，2013）。支持对有乳腺癌家族史的年轻女性进行筛查的研究，推动了扩大筛查计划以预防癌症死亡的讨论，尤其是建议对40~49岁的女性进行每年一次的筛查（Kopans，2010）。

MRI扫描不是常规用于乳腺癌筛查的方法，但国家卫生与保健卓越研究所（NICE Excellence）建议在40岁以下高风险的女性（如携带乳腺癌易感基因的女性）中使用MRI，因为已有研究证明在此类女性中，MRI比乳房X射线检查灵敏度更高。

从2013年开始，患有乳腺癌的高危年轻女性就被纳入NHS乳腺筛查计划。她们会接受MRI扫描和乳房X射线检查；具体的监管方式将取决于每个人的风险类型。这些女性分为两组：①经遗传学家评估，有严重的乳腺癌或其他部位癌症家族史；② 25 岁以下曾因淋巴瘤或白血病接受过胸部放疗的女性。中度风险和低风险的女性根据当地安排的监测和自我意识方案进行管理。

《皇家医学会杂志》（*Journal of the Royal Society of Medicine*）（Mukhtar et al., 2013）中的一项研究报道表明，乳腺癌筛查可能并未降低该疾病的死亡率，并质疑乳房 X 射线检查的作用。该研究分析了 1988 年英国 NHS 乳腺筛查计划实施前后牛津地区乳腺癌的死亡率。该研究报告指出，乳腺癌死亡人数降幅最大的年龄组是 40 岁以下，但该年龄组通常并未被提供筛查。这项研究与其他研究的结果背道而驰。马默特（Marmot et al., 2013）报告称，在提供筛查的女性中乳腺癌死亡率相对减少了 20%，并得出结论：乳腺筛查能拯救生命。

美国癌症协会的癌症筛查高级主管罗伯特·史密斯（Robert Smith）指出，该研究使用的统计方法存在缺陷，并提及了他早前与同事完成的一项研究（Duffy et al., 2010）。他们在研究报告中称，从挽救生命的角度来看，筛查的益处大于过度诊断的危害，并且有更多的研究显示筛查的好处胜过没有筛查。媒体对乳腺筛查的报道可能会使女性感到担忧或困惑，可能会发现她们迫切希望与护士讨论这些事情。你需要意识到这些问题，鼓励女性关注自己的乳房，即了解在不同时期乳房的外形和感觉。通过这种方式，女性能够识别什么是正常的，从而发现任何异常变化。这一方法得到了 NHS 乳腺筛查计划和英国癌症研究中心制作的《警惕乳腺癌》（*Be Breast Aware*）手册的支持，该手册于 2008 年出版，并以 18 种语言发布。卫生部关于乳腺自我认知的政策得到了护理和医学专业的强烈支持，该政策并不主张按照一种固定的技术进行例行的自我检查，而是鼓励女性检查自身的乳房，了解什么是正常情况，从而在发生变化时能够察觉到。缺乏科学证据支持每月定期进行正式的、例行的自我检查有助于健康促进，但 NHS 乳腺筛查计划提出了五点计划：

• 了解什么对你来说是正常的；

• 视诊和触诊；

• 知道要注意哪些变化；

• 及时报告变化；

• 应邀参加乳腺筛查。

有些英国女性会在美国网站上查询有关乳房检查的信息，了解这一情况可能会有所帮助。她们会发现，美国仍鼓励每月在固定时间采用一套技术进行常规自我检查。这可能会引起混淆，但仔细阅读 NHS 乳腺筛查计划和英国癌症研究的五点计划应能明白这样的做法。你或许希望获得五点计划的拓展知识，以便熟悉这些指导方针，这样就能与提出这个问题的任何患者进行充分知情的讨论。

> ## 实践活动 3.1　沟通
>
> 　　一位女士来到你所在诊所进行咨询。她对乳腺筛查计划感到困惑，因为她已经到了五十岁生日，但还未收到去筛查机构参加乳房 X 射线检查的邀请函。她担心自己被遗漏了，因为她的一位 48 岁的朋友已经收到了邀请函。
>
> 　　你将如何答复她？
>
> 　　本章末尾提供了参考提纲。

在英国，由于反复大力开展健康宣传活动，越来越多的人对女性乳腺癌的认识有所提升。许多人在街头的药店或服装店购物时，会看到每年 10 月的乳腺癌意识月活动，并能购买粉色丝带胸针以筹集癌症研究资金。然而，许多人没有意识到男性也可能罹患乳腺癌这一事实。男性的每个乳头后面都有少量的乳房组织，乳腺癌可能源于此。男性乳腺癌罕见，且没有相应的筛查计划。在英国，每年约有 378 名男性被确诊患有乳腺癌，与女性一样，年龄是最大的风险因素。大多数病例在 60~70 岁之间被诊断出来（Cancer Research UK，2014a）。

由于缺乏研究，男性患者处于不利地位，且男性与女性在乳腺癌方面存在重要的生物学差异。男性患者更有可能晚于女性患者确诊。荷兰最近的一项研究发现，男性与女性乳腺癌之间存在一些生物学差异，希望这一发现能为男性患者提供更好的治疗选择（ECCO，2016）。

最近，英国开展了一系列针对提高黑人妇女对乳腺癌筛查计划认识的活动。争论的焦点是，多年来，妇女乳腺癌的"代表"一直是白人中产阶级女性，她们出现在提高人们对乳腺癌认识的海报和广告中。由于缺乏更广泛的族裔形象，人们倾向于认为其他女性群体没有患乳腺癌的风险。这导致了女性被延误诊断和存活率的不平等。来自英国的一项小型研究（Bowen et al.，2008 年）提供了这方面的证据，美国也进行了更多对非裔美国妇女的研究。这些研究表明，黑人女性患乳腺癌的平均年龄比白人女性小 10~20 岁。黑人女性虽然患乳腺癌的风险相对较低，但对于那些罹患乳腺癌的黑人女性来说，这往往是一种更具侵袭性的乳腺癌类型。这对目前设定的某些女性 50 岁的筛查年龄产生影响，从 2012 年起，英国的筛查年龄已提前至 47 岁，因为对于黑人女性来说，50 岁的起始筛查年龄过高。确保黑人女性对乳腺癌的症状和体征有更多的了解，并提高她们获得和接受乳腺筛查的机会和意愿，一直是伦敦东南部 Betterdays 癌症护理项目（Betterdays Cancer Care）的研究课题。

该项目被称为"患者导航项目"，基于并改编自美国的一项公共卫生倡议，倡议来自同一文化背景的人们（患者导航员）通过医疗保健系统为患者提供指导。作为支持者，他们提高了公众的认识，并帮助其克服了获取服务的障碍。试点项目选择了伦敦的南华克和路易沙姆，因为居住在那里的黑人和少数族裔群体的筛查接受率低于全国平均水平。结果表明，患者导航项目有效地吸引了那些原本不会接受乳腺筛查（乳房 X 射线检查）的女性，并提高了社区对乳腺筛查的意识（Betterdays Cancer Care，2012）。

还有一群需要增加对乳腺癌意识的妇女是英国南亚裔妇女。谢菲尔德（Sheffield）的研究人员在莱斯特进行了一项研究后得出结论，该女性群体患病风险低的历史形象已不再成立（Day，2013）。

2000—2004 年，南亚女性的乳腺癌发病率比白人女性低 45%。然而，2005—2009 年期间，南亚女性的乳腺癌发病率上升，甚至比白人女性高 8%，而白人女性的发病率并没有显著变化。在统计上，65 岁年龄组的南亚女性的变化非常显著，比白人女性高 37%。突破乳腺癌慈善机构（Breakthrough Breast Cancer Charity）要求开展进一步研究，以确定是否在整个英国的南亚裔妇女中也出现了这一趋势，并了解这一变化背后的原因。

案例研究：学习障碍与乳腺癌筛查

罗茜（Rosie）今年52岁，有学习障碍，由她的姐姐菲奥娜（Fiona）照料。菲奥娜收到一封信，邀请罗茜参加乳房X射线检查，这是当地乳腺筛查计划的一项内容，这让她很担心。菲奥娜不知道如何为罗茜安排这次预约，因为罗茜缺乏自我决定筛查的能力。在咨询了罗茜的执业护士后，菲奥娜了解到自己可以做出对罗茜"最有利"的决定。也就是说，她可以代表罗茜作出决定，就像她对罗茜的护理和治疗的其他方面作出决定一样。无论是付费照顾者、无偿家庭成员还是亲密朋友，决策的过程都是相同的。执业护士推荐给菲奥娜一本关于做出最有利决定的出版物，她认为该出版物会给菲奥娜提供明确的信息（Office of the Public Guardian，2009）。她还提醒菲奥娜，NHS流动筛查部门的工作人员都是女性（罗茜觉得这是可以接受的），菲奥娜可以提前给放射技师打电话，告诉他们关于罗茜的情况。她们一致商定，如果可能的话，应该让罗茜接受乳房X射线检查，因为她们的母亲患过乳腺癌。

4. 宫颈筛查。

宫颈筛查并非癌症检查，而是一种针对子宫颈细胞健康状况的检查（以前称为涂片检查），使用一种特殊刷子从女性子宫颈采集细胞样本；这项筛查由执业护士或医生进行。细胞学家会仔细检查样本。通过检测任何异常细胞并及早治疗，可以预防宫颈癌的发生。目前，英国所有地区都提供人乳头瘤病毒（human papilloma virus，HPV）检测。某些类型的人乳头瘤病毒会导致细胞异常变化，如果不及时治疗，这些异常细胞可能会发展成宫颈癌。如果在宫颈筛查中采集的样本有轻度异常，样本细胞会被送去做人乳头瘤病毒检测。如果发现人乳头瘤病毒，则建议该女性进行阴道镜检查以便进一步调查和治疗。在英国，25~49岁的女性每三年被邀请进行一次宫颈筛查，50~64 岁的女性每五年接受一次筛查（Landy et al.，2014）。

实践活动 3.2　沟通

一位朋友向你寻求咨询，因为她知道你是护士。她 25 岁了，收到了一封要求她做宫颈筛查（宫颈涂片）的信，但她告诉你，自从上大学以来，她就没有过性行为。她认为她不必做这项检查，但她想确定自己的想法是否正确。

你的回答是什么？

本章末尾提供了参考提纲。

戈克等的研究表明（Gok et al.，2010），为女性提供自助采样测试试剂盒以检测人乳头瘤病毒将增加筛查的覆盖率。人乳头瘤病毒会对宫颈细胞造成损害，并可能导致宫颈癌。因此有人认为，这种收集宫颈 - 阴道标本的方法是提高筛查计划覆盖率的有效方法。由于并非所有年轻女性都能接受宫颈涂片检查的邀请，NHS 正在试点将这种检测作为传统筛查的"附加"项目。研究人员认为，这种筛查形式可以使诊断人乳头瘤病毒的女性数量增加一倍，因为女性更有可能在家进行自我检测。在英国现行的子宫颈筛查计划中，尤其是在年轻女性群体中，未能参与涂片筛查测试已成为一个突出的关注问题，影响了该计划的整体有效性。数据表明，五分之一的女性没有参加筛查预约（Weller and Campbell et al.，2009）。进一步的研究探讨了女性不参加宫颈癌筛查的原因，特别是对于英格兰 25~29 岁年龄段的女性。研究发现，所有年龄段都存在阻碍。老年女性对筛查持消极态度，年轻女性本打算接受筛查，但却没有参加（Waller et al.，2012）。（关于英国 12~13 岁女孩的 HPV 疫苗信息，请参见第 6 章。）

5. 卵巢癌筛查。

目前还没有卵巢癌的筛查计划。然而，一项规模较大的随机对照试验表明，筛查可以将死亡率降低 20%。简单的血液测试可用于检测癌抗原 125（cancer antigen 125，CA 125）蛋白。CA 125 由某些卵巢癌细胞产生。英国研究人员在

2001—2005 年间，对英格兰、威尔士和北爱尔兰中心招募的 20 多万名女性进行了研究，并进行了平均 11 年的随访。参与研究的女性年龄段在 50~74 岁。该研究作者说，需要进一步地跟踪调查，以确定对大众进行常规筛查是否具有成本效益，但该研究却开启了对卵巢癌研究和治疗的新的讨论（Jacobs et al., 2015）。英国国家筛查委员会将对进一步收集的数据进行监测，以判断筛查是否能很好地利用 NHS 资源。

6. 肠癌筛查。

肠癌筛查旨在对无症状的人群进行早期癌症检测，从而在治疗可能有效的阶段及时发现。在英国，不论男女，55 岁开始就可以享受 NHS 提供的肠镜筛查。

使用肠镜或软式镜进行肠道筛查是一项相对较新的检查方法。将软式镜置于直肠和小肠内，可以进行照明检查。如果发现可能会发生癌变的息肉（长在黏膜表面的生长物），就可以将其切除。该计划正在进一步推广。统计显示，每筛查 300 人，该计划就可以防止两人罹患肠癌，并挽救一名肠癌患者的生命。软性肠镜筛查是一次性检查，患者会收到请他们到当地筛查中心进行筛查的邀请函。该项目是由英国癌症研究中心（Cancer Research UK，2010 年）联合资助的一项为期 16 年的临床试验研究，研究同时在 14 个研究中心进行（Atkin et al., 2010）。从 2015 年 3 月开始，大约三分之二的筛查中心开始为 55 岁人群提供该项检测服务。但截至 2016 年，所有筛查中心都提供此项筛查服务的最初目标仍未实现。

许多中心已经开始培训内镜护士，培训机会将随之增加，以满足临床需求。患者在 60 岁之前都将接受检查，之后会转入其他筛查系统。从 60 岁开始，筛查工作包括向参与者邮寄大便隐血（faecal occult blood，FOB）检测试剂盒，这样他们就可以在自家私密的环境中进行三次大便检测。说明书上清楚地说明了如何完成检测。然后，将完成检测的试剂盒装入一个专用信封，邮寄到地区实验室进行分析。检测结果为阳性的男性或女性将受邀进行结肠镜检查，以确定是否存在息肉或癌症。该测试试剂盒将自动邮寄给患者，每两年进行一次测试。英格兰、威尔士和北爱尔兰地区居民的 FOB 检测的年龄范围为 60~74 岁，苏格兰地区居民的 FOB 检测年龄为 50~74 岁。

实践活动 3.3 沟通

一位邻居来找你，因为她知道你是一名护士。她发现自己还不到肠癌筛查的年龄，但她很担心，因为她的姐姐两年前患上了肠癌。她主诉有排便习惯改变的症状，并问你她是否应该要求接受检查。

你的回答是什么？

本章末尾提供了参考提纲。

案例研究：肠癌筛查——确认那些需要帮助的人的理解度

辛西娅（Cynthia）是一名社区护士，她参与了 65 岁的贝古姆（Begum）夫人的照顾护理团队。贝古姆夫人使用轮椅，需要在卫生方面得到协助。一天早上，辛西娅来到贝古姆夫人家时，发现她已经收到了邮寄来的肠癌筛查试剂盒。

她们共同查看试剂盒随附指南中关于样本采集的说明。辛西娅注意到贝古姆夫人对肠癌筛查的内容有很好的理解；她知道需要采集三个粪便样本来做大便隐血检查。此外，辛西娅还注意到贝古姆夫人对结肠镜检查的内容有充分了解。基于这种全面的理解，当贝古姆夫人询问辛西娅是否可以协助自己完成试剂盒中的测试项目时，她同意了。她知道贝古姆夫人具有同意接受筛查的心智能力。

7. 前列腺癌风险管理计划。

目前，尚未建立针对前列腺癌的筛查计划（Cancer Research UK，2014b）。筛查计划需要一种能够可靠地在男性生命早期发现癌症的检测方法。PSA 测试（前列腺特异性抗原检测）是目前常用的一种测试方法，可以帮助医生评估男性患前列腺癌的风险。然而，这项测试的可靠性不足以支持其作为全国性筛查项目的应用，且并没有确凿证据表明 PSA 测试能够有效挽救生命。前列腺位于男性膀胱下方，尿道周围。前列腺特异性抗原是由前列腺细胞产生的一种蛋白，可以通过血液来检测。如果男性患有前列腺癌，PSA 水平可能会升高。然而，当男性患有其他非癌症疾病时，比如前列腺肥大，PSA 水平也会升高。因此，评估 PSA 水平的正常与异常范围非常复杂，因为不同男性的 PSA 基线水平存在差异。

50 岁以上的男性可以要求家庭医生开具 PSA 血液检测，这是英国前列腺癌风险管理计划的一部分。家庭医生会向患者解释所有益处和风险，并提供书面信息供其阅读。50 岁以下的男性被认为是前列腺癌低风险人群。IMPACT 试验开始于 2005 年，并一直持续到 2016 年底。该试验研究对象是那些因基因问题导致患前列腺癌风险增加的男性（Cancer Research UK，2014c）。IMPACT 是指男性前列腺癌遗传倾向检测，即对遗传风险较高的男性与对照组进行针对性筛查（Cancer Research UK，2014c）。

实践活动 3.4　沟通

一位先生在门诊部找到你，告诉你他的妻子通过报纸了解到一种专门针对男性前列腺癌的检查方法。他想知道这是否真实，如果确实如此，他是否适合进行这项检查，因为他的父亲患有前列腺癌。

你的回答是什么？

本章末尾提供了参考提纲。

四、英国筛查服务的接受率

英国癌症研究中心（2008）的一份报告中阐述了鼓励接受筛查服务的方法。了解这些措施将有助于你更好地理解，为什么 NHS 筛查服务在某些地区的参与度较高或较低，这对于你所在的地区或临床实践中的工作非常有益。该报告列出了七项举措或良好实践领域。

研究总结：筛查服务中的良好实践（Cancer Research UK，2008）。

联合工作：该方法的核心在于确保关于筛查项目的相同信息能够传递给目标人群，并最大限度地利用员工的专业知识和设备。联合工作还包括提高人们对筛查的认识，例如鼓励使用筛查服务，消除某些地区的人群对筛查服务的理解障碍。报告指出了当地社区卫生组织与其他机构的合作。例如，这些机构可能是邻近的社区卫生组织、医院信托、私营和志愿者部门。

公共宣传活动和健康促进：报告列举说明了旨在提高公众意识的媒体宣传活动，特别是针对参与率较低的少数民族社区。

针对社区倡议：这可能是针对某个特定地理区域或某个特定年龄群体进行的重点筛查。

在家庭医生诊所工作：报告强调了在诊所内展示海报及与当地药店建立联系的实用性。

服务提升：这意味着提供更多的筛查地点，延长筛查服务时间，甚至允许选择不同地点进行筛查，重点关注特定的目标群体。

公平审计和研究：这涉及收集某些特定群体的信息，以识别低接受率，以便今后有针对性地开展工作，并深入了解影响筛查接受率的因素。

筛查数据库：建立数据库不是提高筛查接受率的直接方法。然而，改进和更新当前符合条件的个人数据库，将对筛查覆盖人群产生影响。这对流动人口尤为重要。

对健康信息采取"一刀切"的处理方法，无法满足英国日益多样化的民众需求，因此，针对筛查服务接受率低的群体和社区，研究者要不断探索相应的对策。换言之，需要采用多种方法来解决此类问题。

人们的健康素养（参阅第 4 章）存在较大的差异，而社会经济地位是影响筛查接受率的强大驱动因素（Weller and Campbell，2009）。在英国，不同人口或群体对癌症筛查计划的接受度存在很大差异（参阅第 6 章）。要想了解护士如何通过改变他人行为以促进其接受健康筛查，请参阅第 2 章中有关行为改变方法的内容。

五、其他类型的筛查

以下筛查计划并不全是为了预防癌症。筛查仍然是为了改善健康，排查隐性疾病或早期疾病。

1. 糖尿病视网膜病变筛查。

NHS 的糖尿病视网膜病变筛查计划旨在通过发现危及视力的糖尿病视网膜病变（眼睛后部视网膜血管渗漏），以便进行适当的治疗，降低糖尿病患者视力丧失的风险。筛查过程包括对视网膜进行数码摄影。通过对结果进行分级，可以筛查出眼睛的视网膜病变征兆。筛查对象为 12 岁以上的糖尿病患者。目前英国所有地区都已实施了糖尿病视网膜病变筛查。

实践活动 3.5　沟通

一位患者的女儿找到你，向你寻求建议。作为负责照顾她母亲（一个临时照护安排）团队的一员，你知道，她的女儿目前正在接受抑郁症治疗。她同时患有 2 型糖尿病。最近，她收到了一封要求她去进行糖尿病眼部筛查的信函。她对此不理解，这使她感到焦虑，并且她觉得没有时间去完成这件事，也没有时间去看望她的母亲。

你将如何应对这种情况？

本章末尾提供了参考提纲。

---

2. 健康检查（血管风险）。

这项针对血管风险的 NHS 健康检查项目始于 2009 年 4 月，其目标人群是 40~74 岁的所有人，旨在预防心脏病、脑卒中、糖尿病和肾脏疾病。所有尚未诊断出患有这些疾病的人将每五年应邀接受一次检查，以评估疾病风险，并获得建议和支持，以帮助降低或管理疾病风险。这是一个分阶段实施的计划，预计到 2013 年将全面实施。2014 年，英国下议院的报告对这一疾病管理计划提出了批评意见，认为该计划缺乏坚实的证据基础。然而，英国国家筛查委员会提供了有关该计划的信息（UK NSC，2014）。目前，这种健康检查通常在家庭医生的诊所进行，诊所护士将参与其中某些血管的检查。诊室中展示的宣传海报鼓励并邀请患者预约该项服务。

在英格兰，这些健康检查的责任已于 2013 年 4 月转交给地方当局，并将这些检查委托给合适的医疗服务机构。

3. 针对 65 岁以上人群的健康筛查。

老年群体有一些额外的健康筛查机会，同时从成年早期开始的筛查仍在继续。随着年龄的增长，老年人更有可能患上一些在年轻人中罕见的疾病。65 岁以上人群在 70 岁之前都会继续受邀接受肠癌筛查。现在计划进一步扩大这一年龄范围。超过该年龄后的人可以根据需要继续接受筛查。对女性的乳腺癌筛查将一直持续到 70 岁，并计划延续至 73 岁。超过这个年龄的个人可以向当地筛查机构申请继续接受筛查。65 岁以上的女性不再会收到宫颈癌筛查的邀请，除非她们在过去的三次筛查中有过结果异常。从未接受过筛查的女性，无论年龄多大，都有权要求进行筛查。

4. 腹主动脉瘤筛查。

英国国家卫生服务体系的腹主动脉瘤筛查计划（NHS，2014）旨在通过早期检测减少腹主动脉瘤引起的死亡。该计划针对年满 65 岁的男性（65 岁以上的人可以要求进行筛查），他们被邀请进行筛查以测量主动脉的宽度，包括单纯的腹部超声扫描。主动脉是身体的主要供血血管。有些人的主动脉壁会随着年龄的增长而变得薄弱并开始膨胀，形成动脉瘤。这项筛查的目标是减少与此病症相关的 65 岁及以上男性的死亡。腹主动脉瘤筛查计划于 2009 年在英格兰设立，并计划自 2013 年底开始在全英国范围内实施。2016 年 2 月，英格兰发布了腹主动脉瘤筛查本地服务的专科护士角色指南。专科护士被描述为经验丰富的血管专科护士，指南中包含该角色的背景和培训说明，以及如何为接受筛查计划的男性提供评估、支持和生活方式建议的详细信息（NHS，2016）。

5. 机会性筛查。

机会性筛查是指在患者咨询完全不同的疾病时进行检查。这次预约为讨论其他相关健康问题提供了绝佳机会。

病例研究：一例机会性筛查

一名中年男子来到你所在的全科诊所。他有背痛。病历记录显示他上一次就诊是在五年前。在背痛咨询后，家庭医生诊所直接将他转介给诊所护士进行血压检测。该诊所护士正在协调诊所的血管风险筛查工作。这是测量他血压的一个机会。判断一个人是否患有高血压的唯一方法就是进行血压测量。许多高血压患者根本没有任何症状，因此往往未被诊断出来（British Heart Foundation，2015）。研究显示，每三个成年人中就有一个患有高血压病。

6. 国家衣原体筛查计划。

衣原体感染是由衣原体引起的性传播感染性疾病，大约2%~3%的性活跃年轻人会受累。如果不加以治疗，会造成严重的后果，如盆腔炎（pelvic inflammatory disease，PID）可导致女性异位妊娠和不孕，男性则可导致附睾炎（睾丸内精曲小管肿胀）。衣原体易于诊断和治疗。国家衣原体筛查计划建议所有性活跃的15~24岁的男女每年或在更换性伴侣时（以较为频繁者为准）进行衣原体检测。衣原体筛查是传递良好健康促进信息的有效方式，并已被广泛接受。为年轻人提供信息和支持可确保他们掌握相关知识，并有能力保护自己免受性传播感染（sexually transmitted infections，STI）。性活跃的年轻人应在社区性健康与生殖服务机构、药店或家庭医生诊所处接受检测。此外，服务也可以通过自取样工具包提供。直到 2013 年，性和生殖健康服务的责任属于初级保健信托，但随后这一责任转移到地方政府。此后，地方当局针对衣原体筛查，始终致力于通过确保为青年提供便捷的筛查服务，并确保高质量的机会性筛查，以不断改进衣原体筛查服务。快速了解当地筛查情况的方法是访问公共卫生成果框架网站，查看当地权威机构发布的健康指南列表。

在家庭医生诊所工作的社区护士可以在衣原体筛查中发挥特殊作用。可通过健康博览会等教育活动提高人们对衣原体的认识，鼓励参与者接受筛查，并分发检测试剂盒，人们可在私下完成检测，包括男性的尿液检测或女性的阴道拭子（类似卫生棉条）。检测完成后，检测包可以直接邮寄到检测实验室或交还给社区护士，然后由社区护士将所有检测包转交给实验室进行分析。最后，社区护士会将结果告知参与者，如果结果呈阳性，则会为其开具一个疗程的抗生素处方。

7. 在家庭医生诊所筛查新患者。

除上述筛查计划外，人们还可能期望由他们的家庭医生进行更多检查，其中包括"新的患者健康检查"，作为常规筛查的一部分，进行选定的检测。这包括测量身高和体重，检查当前的疫苗接种情况、一般健康状况、饮食和体育活动建议，英国高血压学会（The British Hypertension Society）建议所有成年人每五年进行一次血压检查，如果他们超过 75 岁或患有高血压病，则每年检查一次（Williams et al.，2004）。

8. 职业健康筛查。

职业健康关注的是从业工作者或就业者的健康和福祉。职业健康筛查旨在促进就业者在工作场所保持良好健康，并在他们出现健康问题时为雇主和雇员提供支持。职业健康筛查的目的是就潜在雇员是否符合工作岗位的要求向管理者提供建议。根据《平等法案》（Equality Act）的规定，在必要的情况下，将提供关于可能需要调整工作内容或环境的建议，并识别未来就业中任何与工作相关的健康风险。健康筛查计划有助于及早发现疾病或风险因素，从而阻止病情进一步发展并改善结局。筛查包括以下三方面的内容。

•填写完整的健康问卷。可能涉及咨询准雇员的家庭医生诊所。如果一切都令人满意，职业健康筛查可能会到此为止。

- 如有必要，在完成问卷调查后，进一步的评估内容将包括提供职业健康服务部门的门诊预约服务，以确定是否适宜工作。

- 如果建议从业人员在就业初期接受免疫接种，这将由职业健康服务部门安排和实施。此时，你可能会回想起自己在开始护理教育课程时进行的职业健康筛查。你现在可能会对临床环境中评估实践适应性的过程，以及筛查所提供的风险检测有更好的理解。

章节概要

本章介绍了英国各地区实施的国家筛查计划及其对改善患者健康和福祉的贡献，并进一步概述了个人在生命周期中可能接受的各种筛查。患者经常向护士寻求健康问题的答案，因此，护士应当充分了解健康促进和提高筛查意识的作用。护士可以鼓励和支持患者接受筛查邀请，这有可能拯救生命或提高患者生活质量。健康促进必须兼具倡导功能，包括在新的证据和政策出现时，鼓励扩大筛查计划或开展针对新的大规模筛查计划的知情辩论与讨论。

实践活动的参考提纲

实践活动 3.1 沟通（第 72 页）

这位女士的朋友被邀请参加英国的年龄扩展筛查，其中包括 47~49 岁和 71~73 岁年龄组。她所注册的家庭医生诊所也被纳入这次年龄扩展筛查范围。年龄扩展筛查尚未覆盖这位 50 岁女士所居住的地区，因此，她在 53 岁生日前收到第一份例行邀请之前不会被纳入筛查范围。

向社区公众解释"筛查是一个滚动计划"，即通过一个系统依次向家庭医生诊所的妇女发出邀请。邀请函会在 50~53 岁的某个时间收到。在家庭医生诊所处登记的女性都会自动收到邀请函。

最好建议患者向家庭医生诊所更新个人正确和详细的联系方式。你可以让这位女士放心，告诉她可以与诊所联系并要求与诊所护士通话。随后，可以询问诊所何时为她安排筛查，从而可以计算出收到邀请函的大致时间。

实践活动 3.2 沟通（第 75 页）

你应该向你的家人和朋友解释这些事实，以便他们能够就其健康筛查作出决定。有证据表明，如果一位女性从未进行过性活动，那么她患宫颈癌的风险就极低。这里强调的"低风险"，而非"无风险"。

只要女性有过性生活，就可能已经接触过导致宫颈癌的人乳头瘤病毒（HPV）。因此，接受预约并进行宫颈涂片检查是恰当的。她可联系诊所护士，由护士为她检测并向她解释检测的具体内容。

实践活动 3.3 沟通（第 77 页）

你的回应一定是："你的邻居在这种情况下等待筛查是不明智的。"持续的肠道习惯变化或对肠道健康的焦虑应该得到调查。必须鼓励你的邻居立即就医，并咨询她的家庭医生，家庭医生会基于家族史，考虑是否有必要将她转诊至专科医生。

实践活动 3.4 交流（第 78 页）

你应该向这位男士确认回复，他的妻子可能已经了解到为 50 岁及以上的男性提供的前列腺检查。

是否某些男性患前列腺癌症的风险更高？最大的风险因素是年龄，其他因素包括家族病史。在英国，加勒比黑人和非洲黑人男性的风险也更大。他提出的有关他父亲方面的问题可能意义重大，尤其是如果这种前列腺癌发生在 60 岁之前。

重要的是，该男士获得可用的最佳信息和支持。这位男士需要诊所为他提供一份书面信息表，全面解释检测内容，也需要家庭医生诊所为他提供咨询服务。如果他接受检查，他得明白这还包含血液学检查，其中包括对血液中前列腺特异性抗原水平的检测。

这种由前列腺产生的物质会自然地进入血液。其水平上升可能是前列腺癌的早期征兆。然而，前列腺炎、前列腺肥大和尿路感染也会导致前列腺特异性抗原水平上升。

实践活动 3.5　沟通（第 80 页）

需要你花时间与这位女士讨论这封信，以减轻她的焦虑和不安。你可以向她解释筛查邀请的背景或目的，这有助于她集中注意力，并克服可能出现的无助感。如果她记东西有困难，建议你帮助她整理一些你认为有用的笔记。

糖尿病视网膜病变筛查非常重要，可以在她意识到视网膜存在问题之前及早发现病变。即使去看验光师（或配镜师），她也需要知道这是一项专业筛查服务。她仍需参加每年一次的验光预约，接受免费的验光检验。建议她带一位朋友一起去。这项筛查是无痛的，涉及拍摄每只眼睛内部的结构。她可能需要滴眼药水来扩大瞳孔，这将使她的视力暂时变得模糊，所以最好有人陪同，而且在视力恢复之前，她不能开车。

向她保证，你可以帮助向她的母亲解释保持约诊的重要性，并解释和提醒她的母亲关于女儿暂时离开的事情。

第4章
患者教育

译者：陈新红，彭建衡

基于《预注册护士的教育标准》，本章将讨论以下能力：

领域2：沟通和人际交往技能

2. 所有护士都必须运用各种沟通能力和技术，以支持患者为中心的护理，并提高质量和安全。他们必须确保以一种患者能够理解的语言和方式给予他们所需的信息，以便患者能够做出知情选择并参与决策。他们必须识别何时需要语言翻译或其他沟通支持，并知道如何获取。

3. 所有护士都必须使用各种沟通方式，包括口头、非口头和书面交流方式，以获取、解释和记录他们对人们需求的了解和理解。他们必须考虑人们沟通的多种不同方式，以及这些方式可能受到疾病、残疾和其他因素的影响，并能够识别和有效回应人们难以沟通的情况。

本章将讨论以下基本技能群：

技能组群：关爱、同情和沟通

6. 人们可以信任新注册的护士毕业生，能够以治疗性的方式与他们进行互动，并积极倾听他们的需求和关切，使用有帮助的技巧进行回应，提供清晰、准确、有意义且不含专业用语的信息。

到第二个进展阶段时：

1.能够有效地进行口头和书面交流，始终做到意思明确。

3.总是寻求确认理解。

到登记注册时：

8.能够运用各种方法和技能，在不同场合进行有效且有针对性的交流。

11.积极主动和创造性地加强与患者间的沟通和理解。

章节目标

通过本章的学习，你将能够：

1. 为不同护理情境下的患者制订教学计划；

2. 识别书面健康宣传单的特性，以及如何有效地使用它们；

3. 描述有用且可靠的互联网健康信息，以及如何更好地帮助患者使用这些信息；

4. 了解健康素养的重要性。

一、引言

案例研究：糟糕的教学环境

　　沙阿（Shah）夫人在丈夫的陪同下来到门诊部的眼科诊室。因为上周她的脚踝严重扭伤而行动不便，她暂时使用轮椅。沙阿刚刚完成了与眼科医生的第一次约诊；她的家庭医生诊所和验光师将她转诊到这里，因为她双眼持续高眼压。医生怀疑这可能是青光眼初期症状，如果不加以治疗，可能会因眼压升高压迫视神经而导致视野丧失。今天，眼科医生开了一个视野测试的医嘱并开了眼药水，希望她下周到诊所复查。她接下来要去看护士；她发现这位护士很友好，但是当她发现谈话内容是关于眼药水的使用方法时，她感到很失望。在教沙阿先生如何帮助滴眼药水时，她显得很被动。沙阿夫人还注意到，护士并未问她是否了解滴眼药水治疗的重要性以及眼压升高的严重性。她对青光眼有所了解，因为她的母亲曾患有这

种疾病。这就是为何她自 40 岁起便始终谨慎遵循建议，定期前往验
光师处接受检查的原因。对沙阿夫人来说，大部分的门诊经历都很
令人失望，因为她感到自己没有得到足够的关注，也没有被鼓励向
护士询问有关眼睛健康的问题。

护士应具备良好的沟通技巧，无论是在医院还是在社区环境中工作，所有护士都有责任对患者进行健康教育。这个过程必须经过仔细考虑，并能提供清晰、准确和有意义的信息。这将意味着护士必须从多方面入手，成为一名平易近人且有效的健康教育者。英国国家卫生服务国家质量委员会（NHS National Quality Board，NQB）（DH，2011）已就患者体验的衡量标准达成共识，并制定了相关指南框架。该框架包括：关于临床状况、治疗进展和护理过程的信息、沟通与教育，以促进自主权、自我保健和健康促进。

上述案例研究中，护士并未询问沙阿夫人已了解了什么信息以及可能需要进一步了解什么，也没有为健康教育创造一个合适的环境。本章将探讨成为一位优秀健康教育者的含义，并帮助你理解为什么护士会出错以及错在哪里。考虑到学习障碍，本章将首先探讨应在何处开展教育，然后探讨人们如何学习。本章还将帮助你思考如何规划学习，可以使用哪些教学方法，以及最后如何评估你的教学成果。

二、开展患者教育的地点

护士需要仔细考虑开展患者教育的地点。教育的场所可能包括普通诊所、门诊、医院或患者的家中。在既定的场所中寻找一个合适的地点非常重要。如果可能的话，应该提前规划好隐私保护和不受打扰的时间，并在适当的情况下考虑是

否让配偶、父母或照顾者参与教学过程。护士给患者提供教育时，除仔细选择既定场所内的空间和环境外，还必须考虑患者可能有或没有的动机水平。因此，护士在教育工作中扮演的角色尽可能实际和现实，并重视每个患者的具体情况和需求。在制订教育计划时考虑患者的不同要求。例如，在了解有关健康的需求方面，一些患者可能难以表达他们想学什么。这种情况可能由于尴尬、不熟悉医学或专业术语、否认疾病、疼痛或由于认为专业人员比自己更了解自己的健康问题，导致他们不敢或不愿提出问题或学习相关知识。

三、开展教育和做好学习准备

在与人们谈论健康问题时，护士需要避免使用行业术语或过于专业的语言，这可能会使人感到困惑或疏远。通过在健康教育中引入一定的结构，患者将能够吸收信息，护士也可以促进深层次学习（理解），而不仅仅是死记硬背（表面学习）。这意味着护士需要了解患者已经知道和理解的东西，然后以此为起点进行教育。案例中的护士就没有考虑到这一重要问题，因此未能为患者沙阿夫人提供适当的教育。下一步是阐明和解释任何不熟悉的专业术语。这将有助于今后的沟通，在患者与其他医护人员讨论时发挥作用。这种结构化的教学方法有助于建立沟通合作关系。另外需要考虑的一点是，患者的记忆能力可能有限。相较于集中一次长时间的讲解，将教育内容分成几次或许更有用。

四、学习障碍

患者并不总是准备好随时学习或愿意学习。判断患者对所学内容的吸收能力是重要的第一步。通过向患者提供所有必要的信息来增强其能力，可能是你觉得非常重要的目标。然而，你必须首先思考哪些因素可能会阻碍这一过程。

实践活动 4.1　反思

回想某次患者接受教育的场合。你是否注意到他（她）没有在听，或者说他（她）已经听够了呢？思考一下当时患者的情况。

• 是否存在内在的生理障碍，如疼痛或疲倦？

• 是否存在内在的情感障碍，如痛苦、恐惧或抑郁？

• 或许患者无法理解的原因来自其智力水平有限，如太年轻、记忆力差或未受过良好教育。

• 是否有任何外部因素干扰了学习，比如噪声、分心或寒冷？

• 会不会是课程的内容或者护士的教育方式方面的原因，比如专业术语太多、语速太快或解释不清？或许护士看起来不感兴趣，或者她自己也不理解这个话题。

本章末尾提供了有关此项活动的进一步指导。

在了解了可能的学习障碍后，现在你可以更清楚地认识到，患者教育是一件复杂的事情。一方面，患者并不总是处于可接受护士精心策划的教学的状态；另一方面，可能会遇到渴望学习并做了准备的患者，有时会在教育之前就开始提问。

五、学习方式

当准备就绪时，人们通常会以类似的方式学习。你会记得自己学习新事物的经历，在学习新术语时的努力，以及也许需要一些时间才能理解护理中存在多种思维和处事方式的原因，而当时可能还无法看到其中的区别。布卢姆（Bloom，1984）的理论可能有助于思考、理解学习的层次，他使用了知识、理解、应用、分析、综合和评价的分类法。一些教育学家对布卢姆的理论进行了修订，并采用了更具动感的语言——记忆、理解、应用、分析、评价和创造，并调整了顺序，因为创造力似乎比评价能力更高端。

概念总结：布卢姆分类法，由安德森（Anderson）和克拉斯沃尔（Krathwohl）修订。

布卢姆的学习分类法（或学习水平）（1984）阐释了人们如何从基础知识积累到能够运用这些知识对某个主题做出判断——对其了如指掌，以至于能够判断其价值。

记忆：回忆以前学到的信息、事实和原理。这是什么？

理解：理解和解释这些知识，但尚未发现其含义。这意味着什么？

应用：看到某物的用途，可能在新的情境下，并了解它如何与实际生活中的理论或实践相契合。我如何使用它？

分析：将其分解成各个部分，识别联系和差异，并根据事实进行推断。它包括哪些内容？

评价：对事物的价值做出判断，根据评价标准对其进行衡量。这是一件好东西吗？

创造：以一种新的思考方式将事物组合成一个整体，提出建议或计划。它是如何组合成为一个整体的？

可以使用这些层次来决定你希望患者学到多少知识，以及你在任何一次健康教育中（例如在一系列课程中）可以教他（她）多少。在第一次简短的课程中，让患者了解并理解他（她）的新诊断可能就足够了。在这一层面进行反思后，下次可以讨论这将如何影响患者的日常生活，然后还可以讨论患者在自己诊断治疗方面有什么选择。

场景：布卢姆分类法的实践应用

卡特（Carter）夫人即将接受腹部子宫切除术。首先，她需要回想迄今为止在就诊时使用过的医学术语（记忆），以便熟悉所用的词语。然后，她需要理解（理解）这意味着什么，或许意味着"切除我的子宫"。可以请她向你解释一下。想想这对她意味着什么（应用），她需要知道子宫切除将导致停经。

尽管卡特夫人对教她的护士说："这就是我需要知道的，谢谢您"，但布卢姆的三个更高层次的学习却更进一步。也许可以在另一个时间再继续。

第二天，她要求护士解释手术将如何进行——她需要缝合吗，在哪里缝合，到底要切除什么？她开始关注细节（分析）。在这一层次的学习之后，个人对自己的想法有了深入的了解，并对自己的选择做出判断（评估）。卡特夫人意识到这将是一个大手术，她需要在医院住上几天，并且需要休息，几周内都不能做剧烈运动。她开始问什么时候可以回家照顾她蹒跚学步的儿子。直到现在，她也还没想过询问是否会绝经。最后，她将对自己的生活可能会受到的干扰进行全面评估（创造）；现在，她具备了充分的知识来做出知情选择，且能够为未来制订计划，不再受未知的恐惧或他人劝说的影响。

认识这一理论也适用于护理学习的过程，在阅读本书时，它适用于你学习如何进行患者教育。

六、教学规划

回顾你有多少次坐在教学课堂上，虽然已经做好了学习的准备，但仍然觉得在如此长的时间里很难集中精力。而患者只能在更短的时间内集中注意力，对他们而言，一次教育五到十分钟往往就够了；对于一对一的教育，一次最多不超过二十分钟。

当然，教育应该在患者准备好并提出问题时开始，或者当你看到患者病情正在好转且需要了解更多信息时开始，这可能发生在患者出院之前很久，但千万不要认为一切都必须一蹴而就。

案例研究：计划的教学课程

史蒂文·沃克（Steven Walker）是一名急性冠心病监护病房的护士长。该病房有高危病区和中危病区，史蒂文希望为心肌梗死（心脏病发作）患者组织健康教育。

他知道，如果患者急于知道已经发生了什么和现在正在发生什么，有些信息最好早点提供，但并不是所有信息都需要一次性提供。他制订了一个计划，在每位患者平均住院五天的时间里，为其提供相关课程。当然，可以根据情况对计划进行适当调整。

制订好计划后，史蒂文开始着手详细规划每节课的内容，并对所需信息进行构思。

最好能制订一些适用于类似患者群体的通用教育计划。这个计划包含了患者住院期间需要掌握的护理知识，以及他们能学到多少知识。社区护士也可以使用同样的原则设计在患者家中使用的教学计划。当然，每位患者是独一无二的，当计划在实践中实施时，可能需要进行修改。一些建议的修改可以在详细信息中加以体现，就像史蒂文为男性、女性和老年患者所做的那样。

每个临床病区都需要准备详细的教育材料，并将其保存在特定文件夹中，供进行教育的护士使用。史蒂文收集了一些资料，包括心脏模型和图解、一些关于健康饮食的印刷资料、常用药物说明、康复课程说明以及英国心脏基金会的宣传手册。使用教学文件夹的护士应确保资料为最新版本。此外，还建议使用病房电脑获取信息。

在对患者使用任何教育计划时，不管是预先准备好的还是根据个人情况设计的，都必须从询问患者已经知道什么开始。教育活动的一个良好开端是询问患者对教育主题的了解程度。这样就能知道需要重点提醒患者的内容，以及哪些对患者而言是新的信息。

实践活动 4.2　交流

为下列患者制订教育计划，考虑他们之间学习能力的差异。建议使用一些教育资源。

• 一位十岁男孩需要学习哮喘发作时如何使用雾化吸入器。

• 一位有学习障碍的 28 岁女性，因将金属发夹插入外耳清除耳垢后出现浅表皮肤感染在急诊室就诊。

• 一位有抑郁症和自我忽视症状的十几岁男孩，需要学会管理口服抗生素疗程。

• 一位 82 岁的妇女被诊断出患有 2 型糖尿病，她表示不理解为什么人们如此关注她的脚。

本章末尾提供了参考提纲。

在上一个实践活动中，你可能已经注意到了患者在学习能力上的一些变量。年龄和智力水平会影响能够达到的学习水平，但护士可以通过调整教学方法以适应患者的水平来应对这个问题。由于本文无法详细提供针对儿童、学习障碍患者以及智力状态改变人士的教学指导，我们建议你参考专门的书籍和相关机构，以

获取更多信息。

七、传授技能

有些教育内容是帮助患者掌握技能和知识。上述活动中就有使用雾化吸入器和清洁耳朵的案例。实际工作中，可能会遇到需要学习如何使用注射器和血糖检测仪等设备的患者，还有些患者需要了解如何进行自我导尿和饲管管理等操作。患者需要了解的大部分知识都是你所掌握的技能，同时需要适应在家中而非医院使用设备的情况。

实践活动 4.3　反思

想一想你所掌握的一项单一技能（实操）——一项操作或使用某种设备的方法。

- 你是如何学会这项技能的？回忆一下你接触到的教学方法。
- 这些方法如何帮助你学习？然后你是否继续自学？是如何进行的？
- 如何知道自己已经掌握了这项技能？

本章末尾提供了参考提纲。

在对个别患者的教学规划进行了一些详细的思考之后，接下来将介绍一些患者教育评估的具体教育理念。

八、儿童教育

儿童教育需要更详细地了解儿童在不同发展阶段的学习方式。相关学者对这些阶段提出了各种不同的观点，然而，对于它们具体发生的时间仍存在分歧。尽管如此，若你能形成一个大体的概念，并认识到儿童的发展速度不同，就应该能够相应地调整教育方法。重要的是要记住，儿童的学习方式与成年人不同，他们通过不同的发展阶段逐步培养起学习的能力。

概念总结：皮亚杰（Piaget）的认知发展阶段。

感知运动阶段（0至2岁）：

• 儿童极度以自我为中心（只关心自己），因此可能没有兴趣观察你。

• 孩子们认为，无论发生了什么，都不是因为他们做了什么，所以不要指望他们会重复某项技能。

• 儿童的时间概念有限，所以"一会儿"对他们来说毫无意义。

• 起初，眼不见心不烦；然后，随着时间推移，物体具有永恒性，所以捉迷藏游戏效果很好，但孩子们仍然可能无法找到自己喝水的杯子。

• 通过与孩子一起做事情和为他们做事来进行教育。不要期望他们主动做你想让他们做的事。

前运算阶段（2至7岁）：

• 一些自我中心意识仍然存在；孩子们认为每个人都和他们一样经历同样的事情。

• 儿童很难理解他人的观点。

• 儿童往往认为自己是事件的导火索，因此应受到责备。

• 存在万物有灵论——儿童认为玩具和泰迪熊等都有情感，会受到伤害，所以虚构的游戏效果很好。

• 集体学习能力有限，因此需要说服孩子倾听他人的意见。

• 缺乏守恒意识——这意味着他们不能同时关注大小、长度和数量等，因此他们认为装在一个高细杯子里的饮料比装在同样体积的矮而宽的杯子里的饮料多。

• 通过重复歌曲、韵律和动作进行教育，因为通过解释后果的方式进行教育是行不通的。

• 用泰迪熊和洋娃娃来演示动作。把动物当作故事中的人物也很有效。

•使用实际、真实的设备来演示操作。使用不同形状的玩具可能会造成混淆（但逼真的模型会很有用）。

•在尝试和错误中学习很重要，孩子们可以通过自己操纵事物并观察后果来学习。

具体操作阶段（7 至 11 岁）：

•儿童开始发展逻辑思维。

•以前需要"真实"演示的学习现在可以在他们的头脑中预测。

•行动规则变得极其重要，这可能有用，也可能没用。孩子们会说"你不能这样做，这是不允许的"。或者，为了安全起见，你或许想制定一条规则。

•儿童的以自我为中心的行为减少，开始倾听和相信他人。

•已经学到了守恒这一概念，因此物品可以以不同的形式存在，但仍具有相同的容量或功能。当设备或药物形式改变时，这一概念会很有帮助。

•通过使用拼图、谜语等有规则的方法进行教育。

•现在，你可以更有效地讨论行动或不行动的后果。

•对大型、复杂概念的理解尚需等待，例如感染及其影响。

•孩子们可能不知道自己的病症是永久性的，即使在你解释之后，他们还是会问何时会好转。

•儿童可以分组接受教育，并可以互相学习。

正式操作阶段（11 岁以上）：

•现在儿童可以创造性地使用规则（也可以打破规则）。

•他们能抽象地思考和想象结果，例如"如果……会怎样？"

•孩子们开始关注道德和意识形态问题，这有时会成为教学的障碍。例如，当你的教学内容与他们刚刚形成的人权观念或决定成为素食主义者相冲突时。

•由于儿童还看不到他们未来的成年角色，因此他们处理情感的能力仍然有限。

•在学习成人角色的过程中，他们会检验你教育内容的真实性。

•通过讨论和辩论进行教学，允许孩子们自己阅读并向你提出疑问。

• 允许在安全范围内进行有限的尝试，例如在有限的饮食范围内自行决定自己的膳食。

• 在孩子们学习如何处理复杂概念的过程中，回答他们提出的复杂问题。

让·皮亚杰（Jean Piaget）在 1920 至 1980 年间构建了自己的理论。一些从事儿童工作的专家认为他的理论很好且足以应对工作需求，但也有人提出批评。诚然，与许多理论家一样，他并没有提供儿童认知发展问题的所有答案。首先，批评者指出，在他对各个阶段的描述中，并未考虑像育儿和学校教育等社会因素的影响；另一个需要考虑的问题是他对年龄分组相当严格。其他一些理论家认为，儿童达到这些阶段或类似阶段的时间比他所描述的要早得多。当然，儿童是按照自己的节奏逐步发展的，可以从你照护的孩子身上发现上述许多要点。

九、同伴教育

通常情况下，在年长的青少年或成年人中开展同伴教育是推动健康促进学习的有效方法。大家可以参与讨论，分享经验，互相提问。通过接受参加同伴教育课程的邀请，患者和他们的亲属承诺参与其中，这可能对学习产生积极影响，因为他们感到其他人也处于相同的情况下。这一分享因素受到小组动态的影响，涉及高度的互动。小组中的个人可以开始应用知识、解决问题并培养积极的态度。同伴教育还能培养倾听、陈述观点和说服他人的技能。维持和支持小组，给予鼓励，从而营造出温暖友好的环境，这一点非常重要。

实践活动 4.4　交流

你目前正在社区进行实践体验。社区中有五名妇女正在服用降血压药物。她们分别与诊所护士预约，以获得血压监测和有关血压水平的一般健康建议。家庭医生拟采用一种新的方法教育患者，他

们特别邀请了这些妇女一起参加减肥的集体教育活动。诊所护士建
议你在她的帮助下开展新的教育活动。

你将如何开展这项工作？

本章末尾提供了参考提纲。

无论是教育团体还是个人，你都会在某个阶段使用印刷的信息材料，通常是传单，尽管信息单和卡片也常用于进行简短说明。政府或其他组织和慈善机构提供了许多此类材料，同时，你也可以亲自为患者护理领域编写此类资料。

十、书面材料

在教育或提供信息时经常使用的辅助工具是信息表，或通常所说的“患者信息单”（patient information leaflet，PIL）（Iddo and Prigat，2004）。医疗专业人员在参与患者教育或健康促进工作时会广泛使用这些辅助材料。

英国许多主要的医疗慈善机构为他们所代表的医学状况提供支持、信息（患者信息手册）、教育和研究。掌握这些慈善机构的详细信息，能够向患者介绍这些机构并利用优秀的教育资源，对患者来说是一种宝贵的资源，这可能会为他们提供其他的教育和学习机会。本章末尾列出了一些有用的全国性医疗慈善机构。此外，你还可以为患者寻求地方性支持。

案例研究：信息与支持

弗雷德·贝克（Fred Baker）今年70岁，患有2型糖尿病。诊所护士为他找到了英国糖尿病慈善机构提供的额外信息和支持。贝

克已成为该慈善机构的一员，该机构代表糖尿病患者和高危人群参与并开展活动。贝克在这个慈善机构感受到了关心，并且学到了很多关于糖尿病的知识。他在管理自己的健康方面感觉好多了，而且该慈善机构支持的研究也给他留下了深刻印象。

最近，贝克被诊断出患有老年黄斑变性眼病（age-related macular degeneration，AMD）。患该病的人会丧失中心视力。虽然黄斑病变会导致严重的视力丧失，但对其他人来说，患者看起来却完全正常。患有这种疾病并伴中央视力丧失的人可能仍然能够从侧面或眼角看到周围的事物。贝克担心如何向他人解释这一点，虽然他喜欢独立，但有时他可能需要一些帮助。贝克再次从慈善机构——黄斑变性协会（Macular Society）获得信息、帮助和支持。黄斑变性协会是一个为受黄斑病影响的人提供支持的全国性慈善机构。通过协会的支持热线，贝克找到了一个本地的黄斑支持小组，在那里，黄斑病患者可以聚在一起，并相互提供信息和帮助。在协会提供的大字版信息手册的帮助下，贝克自尊心得到了增强，他对这种眼疾的了解也进一步加深了。

更多内容请参见第5章有关"支持自我管理"方面的内容。

在撰写健康信息文稿时，关键问题是考虑文稿的可读性和易读性。可读性可促进读者对文本意义的理解，这取决于词语的选择和句子的长度。印刷的清晰度和字体大小有助于文字的识别和可读性。印刷宣传册的基本考虑因素包括：构思文字，确定相关图片和图表的数量，字体大小和版式的选择。在撰写此类材料时，要保持信息清晰、简洁（DH，2003）。写作要有针对性，锁定预期读者，避免使用行话，在需要介绍专业术语时，要对其进行定义。尽量少用缩写和首字母缩略词。使用简短的词语，并在可能的情况下考虑使用列表或项目符号来强调重要问题。通过让目标人群阅读并检验已准备好的材料来进行预测试，以确保读者能够顺利阅读并理解内容。

概念总结：书面材料——编写小贴士。

- 每份材料仅限一个主题。

- 及时更新材料。

- 使用日常用语并解释任何医学术语。

- 直接且包容地写作，使用"您"和"我们"。

- 使用现在时和主动时态，如"您的预约是关于……"，而不是"已被预约……"。

- 用短句书写。

- 对于发出的任何指示，均需说明理由。

- 让宣传册看起来有趣，可以使用小块文本、项目符号列表和问答形式来呈现内容，并留出一定的空白区域。

- 使用简单的字体和足够大的字号。

- 限制使用粗体和其他装饰性的表现形式。

- 使用清晰的插图，显示实物的象征性图像。

你可能会发现这些建议对确定在临床区域存放哪些宣传单时很有用。你可能会注意到，一些宣传单因为难以阅读或者包含的信息过于复杂而不受患者欢迎。可以从慈善机构或医院网站上免费获取宣传册，并查看相关范例。英国医学协会每年都会颁发最佳患者信息手册奖（请参阅相关网站）。

案例研究：一场误会

克拉克（Clark）先生在皮肤科诊所就诊后，医生将他转诊到诊所莫（Mo）护士那里。克拉克先生已经85岁高龄了，听力不太好，但他非常高兴地告诉我们这次就诊非常顺利。"这位医生对我非常有耐心，他向我解释了头上这块皮肤斑块的所有情况。他告诉我这是一种非恶性疾病，并给了我一份非常有帮助的宣传单。"

幸运的是，克拉克先生带来了一本小册子，莫护士也翻阅了一下。这本小册子看起来通俗易懂，内容也相当全面。不过，小册子的确指出皮肤病（基底细胞癌）实际上是恶性疾病，尽管生长速度非常缓慢。莫护士不禁怀疑克拉克先生是否听错了，存在语言理解误差，或者是在坚持更为安全的诊断，而不承认他患有癌症。莫护士认为需要与克拉克先生进行更详细的讨论，以确保他的理解。于是，莫护士和他一起仔细阅读了小册子。

护士对患者展开一对一教育时，与患者一同探讨其中的内容，指出支持他们想要传达信息的关键部分，最大限度地发挥小册子的作用。在讨论过程中，在空白处书写或圈出段落或图表，以强化、突出并彰显个性化信息。使用宣传册的其他措施包括将其醒目地摆放在开放区域，例如全科诊所或医院门诊。将宣传册摆放得整齐美观也是一种有效的方法。如果人们太尴尬而不好意思询问信息，可以选择浏览宣传册。然后，他们可以按照自己的节奏通读这些宣传册，或许稍后还可以向医护专业人员提出任何问题或讨论要点。

书面信息的一个好处是患者可以根据需要查阅相关资料。患者不需要记笔记，这可以降低焦虑程度。制作简要的书面信息既简单又便宜。然而，批量生产的小册子并不能满足每个人的需求，而且其中还可能含有广告信息。在这种情况下，护士必须擦亮双眼，为教育活动选择合适的宣传册。需要考虑以下内容：宣传册的内容是否通俗易懂，是否用通俗易懂的语言编写，是否有其他语言版本，是否为视障患者提供大号字体，是否能增强患者的能力，是否鼓励患者提问或参与讨论他们的健康状况。必须记住的是，任何宣传册都应与面对面的讨论结合使用，而不能替代健康促进者的作用。

实践活动 4.5　交流

你目前在一家区域综合医院的门诊部实习。指导老师问你是否愿意本周末之前在某个门诊部组织一次信息宣传册展示。新的展示设备已经运抵科室，并已拆封备用。旧的宣传册已搬至储藏室，而装有新的宣传册的箱子则在护士办公室。

你将如何开展这项工作？

本章末尾提供了参考提纲。

宣传册并不是唯一的书面材料来源。如今，越来越多的人开始从互联网上获取健康信息。

十一、电子媒体

护士需要意识到，许多与他们朝夕相处的患者可能已经通过互联网来了解更多有关其健康或疾病的信息。英国国家统计局 2015 年的报告显示，英国 78% 的成年人（3930 万人）每天或几乎每天都会上网。男性（88%）比女性（85%）更有可能成为互联网用户。与 2006 年相比，那时只有 35% 的成年人（1620 万人）使用互联网。在 2010 至 2012 年间，使用手机上网的人数翻了一番多，从 24% 增加到 51%，2017 年这一比例达到了 63%。信息技术的发展为健康促进带来了巨大的好处，使人们能够寻求信息，并在无须联系医务人员的情况下获取健康信息。智能手机和平板电脑已成为人们日常生活中不可或缺的一部分。智能手机上的健康应用程序是其中的一项关键功能，它有助于改善医疗保健。然而，它的有效性取决于其所包含的信息。除非内容由专家编写和维护，否则可能不仅无用，还有害。并非所有受欢迎的健康网站都能提供准确和高质量的信息。任何人都可以建立网站，而其中提供的某些信息可能并不准确。对护士来说，查看健康网站上的信息非常有用，可以确保向患者推荐可靠的信息来源。例如，如果卫生部或世界卫生组织等权威网站提供了其他网站的链接，那么这些网站的内容可能是真实的。在信息标准组织中，目前有一个认证计划专门针对制作循证健康和社会保健信息的组织。只有在信息清晰、准确、平衡、文笔优美、易于获取、循证且更新至今时，才会对其颁发证书。

哈迪曼（Hardyman et al.，2005）报告称，单独依靠互联网不太可能取代人际咨询和支持。接近四分之一（23%）向癌症慈善机构热线咨询的人在打电话之前已经浏览过该网站。研究人员发现，网站并不能完全取代电话求助热线，患者需要与人沟通，二者的结合是必要的。

无论你决定以何种方式、利用何种资源对患者进行教育，都需要衡量教育是否有效。

十二、教育评价

任何教育评价都包含两个问题：

•学到了什么——达到的学习水平；

•教育质量本身。

学习水平可以通过"测试"来评估，这一点大家在学习护理知识时都有所体会。测试患者的方法可能取决于患者年龄、学习准备和能力以及教育计划的内容，测试评估的方法可以让患者复述学习材料，或者提出一系列问题让患者回答。有些人(通常是儿童)对问答的方式反应良好,可以通过表扬或奖品的形式给予奖励。小组学习可以用竞赛方式进行评估，类似娱乐竞赛；技能测试可以要求患者演示来完成。

在任何情况下，教育者都必须接受这一点，如果患者记忆不准确或不完整，也应对患者的努力尝试和已经记住的知识给予表扬，尚需学习的材料需要进行重复，不要有任何责备。积极的表扬会促进学习，而专注于负面因素则不利于学习。

评估本人的教学可以通过自我反思来完成，也可以请其他人给予观察后的反馈。此外，还可以让患者向你反馈他们对教学的看法。需要考虑的问题包括：

- 材料和资源是否更新；
- 准确性以及是否包含了所有重要内容；
- 适当的水平（使用布卢姆分类法）；
- 有利于学习的环境；
- 适当的时机和速度；
- 书面材料的质量；
- 鼓励患者互动和提问；
- 自信的态度；
- 将教育内容记录在患者病历中。

十三、患者教育是护理工作的一部分

护士可能会很难腾出时间进行患者教育，但其实患者教育对患者管理自身健康来说至关重要（参见第 5 章）。当患者充分了解相关信息时，开展护理工作也会变得容易。

学习需求可与其他护理需求同时进行评估和记录。仅仅通过询问患者来医院、诊室或家庭医生诊所的原因就能发现很多有关学习需求的信息。记录患者的需求可以帮助护士规划健康教育，了解患者的知识水平。

正如我们所讨论的，为患者群体制订总体教育计划可以节省收集信息和资源的时间。提供充足的书面材料，可供患者提前阅读，然后思考想要提出的问题。为每位患者安排教学时间需要有自信和决心的方法。你可以从思考每位患者在入院时以及出院前的一段时间都需要一些教学指导开始。这样可以纠正一种常见的做法，即只考虑患者在回家方面需要了解的内容。同样，检查学习和教育情况可以更频繁一些，或许是每天、每次就诊或随访时，并把它当成你日常工作的一部分。

第 7 章将进一步探讨将健康教育融入护理实践的相关管理要素。

最后，开展的教育和学习必须记录在患者的病历中。在日常报告和记录中，可以记录每次教育活动，甚至是简短的信息传递机会。在冠心病监护室，史蒂文设计了一张简明的教育计划摘要。护士在指导患者时，会对这张表格的副本进行修改，然后将其插入患者的病历中。护士写下患者姓名和指导日期，并签署记录。

在本章结束之前，我们想从更广阔的视角来看待患者，将他们视作社区的一员以及我们的照护对象。健康信息与信息技术技能等其他生活技能类似，与所有人息息相关。掌握并运用健康信息的技能对健康消费者而言也越来越有用。

十四、健康素养

"健康素养"一词已在文献中使用多年。读写能力欠佳的人不仅接触传统健康教育的机会较少，而且根据所获信息采取行动的能力也较差。根据英国卫生部的表述，健康素养是一个人的语言和数理水平与其接收、理解和处理健康信息的能力之间的关系。低水平的健康素养对个体改善健康的能力会产生负面影响（DH，2007）。因此，护士需要考虑的是，健康素养取决于患者可能具备的识字、语言和数理水平。这反过来又会影响患者做出明智的健康和生活方式选择的能力，以及"驾驭"日益复杂的医疗保健系统的能力。世界卫生组织指出，健康素养的含义并不局限于阅读宣传册和预约就诊的能力，它还涉及患者的认知和社交技能。健康素养的普及程度将决定个人获取、理解和有效利用健康信息的能力和动机，从而实现对健康促进的发展。世界卫生组织认为，健康素养对于赋能至关重要（WHO，2009）。患者信息论坛对全英国信息提供者进行了报道，一群健康与教育学者以及相关从业者成立了健康素养小组，他们是致力于提高公众健康素养的专业人士，并期望通过提升健康素养以改善英国健康不平等状况。

章节概要

　　本章探索和阐述了患者教育方面的知识。重点介绍了教学的组织方式，这可以适用于任何护理领域。继而探讨了学习准备和学习障碍的概念，并对书面健康材料进行了研究。作为护士，你需要了解并理解教学和学习的知识，将其应用于患者身上，分析教学过程的组成部分，并评估患者教育对护理工作的重要性。

实践活动的参考提纲

实践活动 4.1 反思（第 92 页）

你可以使用一种分析方法进行这项活动：

• 列出你观察到的障碍；

• 描述你认为的障碍的发生原因——护士是如何让其发生的？

• 提出一些消除或调解这些障碍的建议——护士可以做些什么？

• 思考在今后的实践中，如何从中吸取经验教训。

实践活动 4.2 交流（第 96 页）

患有哮喘的十岁男孩在这个年龄能够理解、应用甚至分析信息。他会充满好奇和疑问，可能还会炫耀自己已经知道很多事情。但消极的一面是他可能会表现得令人反感并固执地拒绝合作。他需要了解：

• 何时使用吸入器；

• 如何更有效地吸入药物；

• 药物的作用；

• 如何储存和清洁吸入器，以及如何储存药物；

• 安全地随身携带并随时准备使用；

• 告诉老师或游泳池管理员等负责人，他可能需要使用吸入器。

你可以使用的资源包括：吸入器、药物容器和随附的说明书、呼吸道模型以及英国哮喘协会的宣传册。

有学习障碍的女性学习速度可能较慢，可能只能达到布卢姆分类法中的较低水平。对该群体而言，通过使用真实设备和实际演示的学习效果，比通过角色扮演或卡通人物的学习效果更好，因为她不能很好地将学到的知识转化为实践。她需要了解：

• 外耳的外观；

• 耳垢是正常的，需要用它来防止灰尘进入耳朵；

• 不要往耳朵里塞任何东西；

• 用手指和干净的毛巾给她洗耳朵；

- 如果耳朵痒或听力不好，要告诉她的护理人员；

- 如何使用治疗感染的药膏。

你可以使用的资源包括：让她观察你的耳朵，展示一些不适合使用的例子（棉签、发夹等），并让她看到你把它们丢弃，用手指套上毛巾向她展示如何才能不深挖耳朵，以及让她知道药膏的正确用量。指导她正确的洗耳方法。

对于患有抑郁症的青少年，他们可能暂时无法学习太多知识，因此，你需要给他们提供一些具体的指导，告诉他们"该做什么"和"不该做什么"，而不是试图让他们理解和分析。他需要知道自己必需：

- 按时服药；

- 不能漏服；

- 完成疗程；

- 在疗程结束前不饮酒；

- 如果感到不适或出现皮疹，要告诉医生或护士。

你可以使用的资源包括：片剂包装和附带的说明书，以及一份可带走的药物使用禁忌清单，以帮助患者正确使用药物。虽然他有能力达到布卢姆分类法的更高层次，但他的抑郁症会削弱其与人互动的能力，也会削弱他的自我意识，使他无法应对。他的父母有望参与进来，并可能制订每日监测的模型。你可以鼓励父母不要替孩子做事，而是建立提醒系统，比如在一天的关键时刻见面以及用他的手机发送短信。

这位 82 岁的女性糖尿病患者似乎是一个有能力的成年学习者，但她可能不太愿意接受日常生活的又一次改变。很多老年人会说："我已经很老了，不想再被这些事情困扰。"然而，尽管她之前接受过教育，但她对自己的病情仍然缺乏了解。由于她原本以为自己已经了解足够的知识，现在她仍感到不知所措，因为有更多东西需要她了解，她可能需要一些说服才愿意学习更多。她需要知道：

- 高血糖（糖尿病控制不佳时）意味着组织中含有糖分；

- 组织中的糖分容易促进细菌生长；

- 当组织受损时，例如脚上出现水疱和伤口，细菌可能进入并增加感染的可能性；

• 这意味着她必须照顾好自己脆弱的双脚，保持清洁，避免损伤；

• 她可能需要考虑换一双新的、更合脚的鞋子；

• 她需要看足病医生，哪怕只是剪脚指甲。

你可以使用的资源包括：显示足部潜在损伤点的模型或示意图、足部问题（感染、坏疽）的照片，来自英国糖尿病协会的宣传册和 / 或其网站的详细信息。

实践活动 4.3　反思（第 97 页）

你可能已经通过以下这些教育方法学到了这项技能：

• 示范；

• 监督患者实践；

• 使用模型和模拟情境。

你可能在自学的过程中进一步学到了：

• 持续练习使用设备而不涉及患者；

• 向导师寻求练习机会；

• 阅读更多有关该问题的书籍，以了解其基本原理。

你将知道自己已经掌握了这项技能，因为：

• 你感到自信；

• 你能准确无误地完成它；

• 你并不需要过多监督；

• 你能以合理、适当的速度完成它；

• 你可以把它教授给别人。

这同样也适用于你所教授的患者。

实践活动 4.4　交流（第 100 页）

• 确定教育活动时长。询问这是一组活动还是一个活动。

• 安排和计划活动。平衡信息呈现和讨论时间。向小组介绍教育活动的结构和时间表，包括：何时开始、何时结束、今天的主题是什么（列出必须介绍的要点，以提醒自己）。

•了解参与者对减重的已有了解，并了解他们在减重方面的进展情况（如果有的话）。

•决定使用哪些视觉辅助工具（海报、宣传册），并考虑：它们是否易于阅读；是否突出了你需要向小组呈现的要点；这些女性能否在宣传册上做笔记，从而将这些信息个人化。

•规划一个总结部分，其中应包括反馈时间、问题或活动，以确定参与者学到了什么。

实践活动 4.5　交流（第 104 页）

你需要仔细思考这项看似简单的活动。要最大限度地发挥这一资源的效用，并使该部门有机会传达重要的健康信息，并经过深思熟虑和精心策划。

•将新陈列架最终放在诊所里，还是另选位置？这个新位置是否意味着等候区的患者更容易接触到它？所建议的新位置是否符合健康和安全要求，例如会不会阻碍消防通道？

•这个门诊区域运营的诊所有哪些类型？查看每周的门诊时间表，如果一周内有多个不同的门诊，你可以选择展示各种不同的宣传册；或者，你也可以向导师建议，由科室选择一个"主题"，在一段时间内进行宣传。（有必要定期更换"主题"，使宣传材料具有新鲜感。）但是，如果该区域始终有一个固定的门诊，比如心脏内科，那么患者信息手册的选择就应该以相关主题为重点。

•计划花时间查看已订购的用于展台的新材料；向导师询问访问权限。再次查看关于书面材料的"顶级提示"以获取灵感。你可以考虑对药物说明书材料进行点评；评估患者可以按照自己的节奏使用这些材料，还是需要医生的帮助？你可以把点评意见提交给导师。

•从资料盒中选出用于展示的患者信息宣传册，将其清点出来（这样可以粗略估计获取宣传册的患者人数）。制订一个补充系统，以补充被取走的宣传册。

•在门诊工作开始前将选定的宣传册摆放出来。

•与导师讨论你的工作方法。

拓展阅读

1. Department of Health（2003）*Toolkit for Producing Patient Information*. London：DH.
虽然这是存档资料，但仍可从中获得非常有用的指导信息。

2. Department of Health（2004）*Providing Patients with Better Information in Emergency Departments – Toolkit*. London：DH.
这也是存档资料，但其中包含有用的指导信息。

3. London，F（2012）*No Time to Teach*：*The Essence of Patient and Family Education for Healthcare Providers*. Online：Create Space Independent Publishing Platform.
这是一份有趣的美国文献，深入探讨了注册护士教学角色的重要性。

4. *Patient Education and Counseling*.
这是欧洲医患沟通协会和美国医患沟通学会的官方期刊。它是一份跨学科的国际期刊，面向患者教育和健康促进研究人员、管理人员、医生、护士和其他医疗服务人员。由于撰稿人的写作风格以学术和研究为主，因此该杂志的文章并不总是很容易读懂。不过，美国的护理研究人员在患者教育领域处于领先地位，因此值得一读，以了解更多患者教育的进展，并认识国际研究的实力。

5. Protheroe，J，Nutbeam，D and Rowlands，G（2010）Health literacy：a necessity for increasing participation in health care，*British Journal of General Practice*，59（567）：721-3.

第 5 章
支持自我管理

译者：赵涵，余璐

基于《预注册护士的教育标准》，本章将讨论以下能力：

领域 1：专业价值观

4. 所有护士都必须与服务对象、护理人员、家属、团体、社区和组织合作。他们必须管理风险、健康促进和福祉，同时致力于赋予患者权利和选择的能力，促进患者更好地参与自我保健，并确保安全性。

领域 3：护理实践与决策

8. 所有护士都必须提供教育性支持、促进技能和治疗性的护理干预，以优化健康和福祉。在可能的情况下，护士必须促进自我保健和管理，帮助人们对自己的医疗保健需求做出选择，并在适当时候让家庭和照顾者参与进来，最大限度地提高患者的自我保健能力。

本章将讨论以下基本技能群：

技能组群：关爱、同情及沟通

2. 新注册的毕业护士能够赢得信任，提供以人为本的护理，帮助患者在无法独立满足需求时，做出如何满足这些需求的选择。

到第一个进展阶段时：

1. 采取以人为本的个性化护理方法。

到第二个进展阶段时：

2. 积极鼓励人们参与评估和护理规划过程。

4. 积极支持人们进行自我照顾和自我保健。

5. 与患者及其照顾者一起考虑他们的自我保健能力。

到登记注册时：

8. 对人们的需求敏感，赋予他们满足自身需求和做出选择的能力，并考虑个人和他们的照顾者的照顾能力。

9. 确保获得独立的倡导。

10. 当患者的选择可能危及自身或他人安全时，能够识别并采取适当措施。

11. 当个人意愿与护理干预相冲突时，或对护理工作产生干扰时，采取相应的策略，进行必要的干预以确保个人安全。

14. 积极帮助患者发现并利用自身优势来实现他们的目标和愿望。

章节目标

通过本章学习，你将能够：

1. 讨论自我管理的概念；

2. 认识到长期病症问题对英国国家卫生服务或个人造成的个人、社会和经济层面的影响；

3. 了解政府卫生政策如何影响个体对长期病症的自我管理；

4. 描述自我管理模型以及该模型如何支持患者对长期健康问题的自我管理；

5. 辨识伦理问题和专业角色。

一、引言

在你的实践经历中，可能护理过长期病症患者。现在请看下面的案例研究。

案例研究：提高参与度

十五岁的苏菲（Sophie）有轻微的学习困难，并患有癫痫。由于癫痫发作控制不佳，她经常入院治疗。在她最后一次入院时，作为出院计划的一部分，她和父母向临床专科护士进行了一系列咨询。咨询的目的是帮助苏菲掌握控制病情的知识、技能和信心。在咨询的过程中，苏菲不再被动地接受专业护理建议，她在父母的见证下与专科护士就她最关心的问题进行了富有成效的对话。专科护士鼓励她积极参与有关其健康状况的讨论，提出问题并表达自己的担忧。通过积极参与，苏菲认为她对自己的健康状况有了清晰且更好的了解，她不再认为患癫痫是一种耻辱。自此之后，她对控制自己的病情信心满满。在考虑到她的个人健康、教育和社交需求的前提下，苏菲与专科护士以及父母共同合作，制订了个性化的护理计划，确定了未来的支持需求，并达成了一致的护理目标。

苏菲罗列了改善其健康行为的日程，包括何时和如何做出这些改变。他们还共同明确了苏菲出院后的支持需求。她表示会充分利用网络，通过下载相关应用程序来更有效地管理自己的健康状况。她还特别提到，出院后，如果需要进一步的建议，她会通过电子邮件、电话或短信与病房工作人员和临床专科护士联系。

该案例研究强调，通过接受临床专科护士的积极支持，苏菲认识到，与癫痫共同生活是一次终身的旅程，她对疾病的自我管理充满信心。她觉得，临床专科护士所提供的清晰的信息和建议，有助于她更好地了解疾病对身体和情绪的影响，更好地认识到坚持治疗的重要性。她对自己有能力产生积极的健康影响并提高生活质量充满信心。

希比特和吉尔伯特（Hibbart and Gilburt，2014）支持苏菲重获自信。他们称这种参与过程为"患者激活"。他们指出，激活水平较高的长期病症患者更有可能采取积极的健康行为，更具备有效管理他们病情的信心和能力。希比特和康宁汉（Hibbart and Cunningham，2008）发现，有25%~40%的长期病症患者的积极性较低。由于自信心不足、自卑（参见第1章：Bandura，1977；Rotter，1966）以及缺乏解决问题的能力，这些患者在自我管理健康问题时显得力不从心。这些患者曾经历过无法有效管理自身健康状况的情况，因此，他们在管理自身健康状况方面对医疗专业人员产生了严重的依赖性。

长期病症的自我管理是当前卫生政策的核心，敦促医疗专业人员支持和帮助患有长期病症的人控制这些病症。相关卫生部门已经将护士确定为提供此类帮助的关键专业人员。

本章将概述自我管理的概念以及长期病症的流行病学数据，还将讨论各种自我管理模型和可供护士用于制订自我管理计划框架的相关卫生政策。在此过程中，护士旨在通过培养患者解决问题和决策的能力、与医护人员合作的能力以及制订切实可行的日常个人计划的能力，帮助患者对自己的健康负责，从而提高他们的生活质量。本章还将讨论护士在参与促进长期病症患者的自我管理时必须考虑的伦理问题。

案例研究：成为一名专家型患者

安妮（Annie）今年 45 岁，她形容自己外表年轻、时尚、能言善辩。十年前，她经诊断患有克罗恩病。那时，她是一名中学老师，也是一位有两个孩子的单亲妈妈。在确诊的前一年，她与丈夫离婚了。最近，安妮成为克罗恩病患者教育专家。在一次她为由十名参与者组成的小组（他们都患有同样的疾病）所做的演讲中，安妮回忆道："当我被诊断出患有克罗恩病时，我难以接受这个结果，也无法重新调整我的生活方式。我对自己的未来生活充满焦虑和恐惧。我为是否与孩子们分享我的健康信息而烦恼。我很害怕这会影响到我们之间的关系。因此我隐瞒了一年。但最后还是告诉了他们。他们都通过网络查找到了一切与克罗恩病有关的信息。孩子们是我坚强的后盾。然而，克罗恩病还是占据了我们的生活。"

安妮回忆说，疾病让她丢失了自信和自我。她开始无法掌控自己的生活，最后还丢掉了工作："我曾以为我能够一直教书直到退休。起初，我会感觉到持续性的疲惫和情绪低落。除非我知道在需要时可以立即使用厕所设施，否则我就不会出门。我曾经害怕去看胃肠专科医生。一进咨询室的门，我就觉得自己像个要去见校长的六岁小孩。我曾经感到脆弱，完全无能为力。但医生使我的病情得到控制，他会根据我的病情和他的专业知识进行所有决策。例如，每次就诊时，他总是会确定我每天排便的次数，然后重新调整用药。当时，我觉得他没有重视我的个人经验和我长期积累的有关克罗恩病的专业知识。我期待有一天当我走进咨询室，我能更加游刃有余地处理这些情况。我希望别人听到我的声音，我能参与有关自身健康的决策过程。我希望我能作为我自己而不是克罗恩病患者得到认可。"

二、自我管理

在临床实践中，你可能遇到过类似安妮经历的个案。该案例研究清晰阐述了安妮在克罗恩病早期时完全无法控制自己的病情，也凸显了她想积极参与决策过程的愿望。她明确希望能够掌控自己的生活和健康。该案例研究还提出了很多相关问题，例如，患者缺乏控制能力和自信、脆弱性、不参与决策以及医患权利不平等。这会严重影响到长期病症患者的生活和健康结果。安妮希望医护人员能够认识到，作为克罗恩病的亲历者，她对自己的病情有着深刻的见解。《五年展望》（*Five Year Forward View*）（NHS England，2014）提到，患者是自身长期病症的专家，在管理自身健康方面发挥着重要作用。管理长期病症是英国国民医疗服务体系的一项核心任务，并为其制订了管理的未来愿景。它大力提倡患者赋能以及专业人员和患者平等参与规划、实施和审查护理，而非传统的提供分散和无关联的护理。

迄今为止，在你的职业生涯中，或许会注意到，虽然药物是治疗疾病所必需的，但它们只能为慢性病的医学管理提供部分解决方案。安妮显然希望重新控制自己的生活。她不想让克罗恩病主导自己和孩子们的生活。她想要获得自己的个人身份和尊重。

该案例研究简要说明了安妮患病初期，健康问题被过度医学化的情况。她被视为克罗恩病患者，而不是一个有生活经验和个人成就的独立个体。关注的重点是控制疾病，而不是像英国护士与助产士理事会所提倡的健康促进和幸福感。医生掌握主导地位，而患者则是被动和顺从的参与者。

然而，在文化和专业价值观不断发展以及政府政策的影响下，目前临床实践正发生变化。卫生部旨在通过敦促地方社区卫生组织实施健康促进策略，鼓励自我管理，实现患者赋能，从而改善长期病症患者的健康状况。2016 年，英国国家医疗服务确定了英国国家医疗服务、临床委托团体和地方当局之间的三方合作伙伴关系，为长期病症患者提供全面、优质的护理服务。

自我管理作为一个概念，适用于患有糖尿病、关节炎、哮喘、抑郁症、精神分裂症、脑瘫和癫痫等长期病症的各年龄段人群，以及他们的照顾者和家人。其目的是通过提高患者生活质量来增强患者的独立性，并旨在使他们通过掌控自己的健康和个人生活，成为积极和有生产力的公民。

这就意味着，作为一名护士，你应该采取健康促进的干预措施（参见本章后面的 "自我管理模型" 部分），使长期病症患者能够最大限度地发挥其健康潜能和提高生活质量，而不仅仅是控制和管理他们的疾病。患者必须建立自立机制，主动而非被动地接受医疗服务。患者须找到应对日常问题的解决方案，而不是屈服于被疾病主导的生活。作为与其他专业人员合作的护士，在其中发挥着关键作用。

三、支持自我管理的流行病学证据

实践活动 5.1　评判性思考

作为一名护理学生，独立于实践领域，你将在导师的指导下护理各种长期病症患者。

•记录在临床实践过程中你所遇到的一些疾病情况。

•思考这些患者的共同点。

本章末尾附有参考提纲。

全球范围内的预期寿命在 20 世纪稳步提高，并且这一趋势仍在继续。据估计，2004 至 2006 年间在英国出生的女性平均寿命将达到 81 岁，而男性将达到 77 岁。

寿命延长是个好消息。然而，随着寿命的延长，罹患关节炎、心脏病、糖尿病、痴呆和呼吸系统疾病等长期影响健康的疾病的概率也在不断增加。这些疾病对健康状况产生威胁，并因可能致残而影响生活质量。

据估计，英国现有 1750 万成年人患有慢性疾病（DH，2004b），其中约30% 的患者还存在精神健康问题（Naylor et al.，2012）。此外，45% 的长期病症患者患有一种以上的疾病，例如糖尿病患者可能同时患有循环系统和眼科疾病。长期病症患病率的增加将导致：

•入院人数和长期住院人数增加，达到医院病床占用率的 70%；

•向家庭医生诊所咨询的次数增加，占所有家庭医生诊所咨询的 50%；

•英国国家医疗服务用于长期病症护理和治疗的总支出占国家医疗服务体系总预算的 70%；

•长期病症人群的工作缺勤率增加；

•长期病症在社会经济地位较低的群体（较低收入群体）中更为普遍。

这些国家统计数据得到了世界卫生组织的支持。世界卫生组织曾预测，到2020 年，若慢性疾病得不到有效管理，其将成为全球卫生系统中最昂贵的问题。慢性疾病在医疗护理方面花费高昂，且会因停工而损失国家生产力。长期病症也给个人带来了巨大负担，因为它既导致了身体上的痛苦，也使患者处于社会劣势。世界卫生组织于 2013 年设定了一个目标，即以 2010 年的统计数据为基线，到2025 年将癌症、心血管疾病、糖尿病和慢性肺病这四大可预防疾病的死亡率降低25%，因此也被称为"25×25 目标"（25 by 25 goal）。为实现这一目标，世界卫生组织确定了以下领域作为改进的目标：高血压，肥胖症，糖尿病，吸烟，盐和钠的摄入，缺乏运动以及有害酒精摄入，同时要求所有国家制定并实施相应政策，为实现这一目标而设定自己的具体举措。

英国政府已同意执行世界卫生组织在该方面的目标和指标。对于发达国家而言，降低相关疾病 25% 死亡率的目标很容易实现，但在发展中国家可能很难，因为各个国家存在着不同的经济状况和医疗保健基础设施/服务。一份关于该倡议的全球进展情况报告证实了这种差异。报告指出，虽然一些国家正在朝着实现目标的方向努力，但其他国家距离实现全球目标还很遥远（WHO，2014）。然而，对于全球第五大最富裕国家之一、拥有先进医疗系统和健康促进服务的英国而言，可以说这算不上是一个有挑战性的目标。里士满慈善组织（Richmond Group of Charities，2016）基于世界卫生组织设定的"25×25 目标"进行的研究（PROMISE research study）发现，在英国，这一目标在女性中是可以实现的，但在男性中实现率仅为 22%。这种差异可能归因于男性和女性对健康的不同态度。例如，通常情况下，女性会比男性更早地寻求医疗建议和支持。

作为医疗保健服务一线从业人员，你将需要成为在临床实践基层推动自我管理倡议的驱动者，以解决这些问题。因此，需要将临床实践方法从"疾病管理"转为"健康促进"。你需要发挥"促进者"的角色功能，这意味着需要培养新技能，并采用一种新的实践文化，以适当的态度和行为支持患者独立和自我保健（参见第 7 和第 8 章）。

四、慢性病自我管理的健康政策背景

政府现行政策为护士提供了完成临床实践转变的指导和框架。政府文件《全民优质护理：下一阶段审查最终报告》（*High Quality Care for All：The Next Stage Review Final Report*）提出了自我管理议程（DH，2008）。该文件指出，国家医疗服务体系不仅要关注疾病的治疗，还要关注健康的改善。并在随后的两份文件——《你的健康你做主：长期病症和自我保健指南》（*Your Health，Your Way：A Guide to Long-term Conditions and Self-care*）（DH，2009）和《改善长期病症患者的健康和福祉》（*Improving the Health and Wellbeing of People with Long-term Conditions*）（DH，2010a）中，为医护人员实施自我管理路径提供了进一步的证据支持。

这些政策的目标是产生更好的健康结局，提高长期病症人群的生活质量，减缓疾病的发展，并通过患者赋能支持他们了解自己的病情、决定自己的健康需求，从而能够对自己的健康做出明智的决策，以减少残疾。

这些政策应该受到赞赏，因为它们引导卫生专业人员朝着促进健康的实践方向发展。然而，它们在国家和地方层面的实施却是零散的，并且大部分是侧重于医疗模型的健康（参见第 1 章），而不是整体和健康福祉模型的健康。卫生专业人员需要接受自我管理的概念，通过支持《渥太华宪章》（WHO，1986）中讨论的原则来推广自我管理（参见第 1 章）。

政策本身不足以改善长期病症人群的健康状况。有必要对当前的卫生和社会保健提供方式进行改革和重新定位，以满足个人和整体人群的健康需求与期望。英国国家医疗服务体系以及其他全球卫生系统，如美国和欧洲联盟成员国，对社会文化多样性（参见第 7 章）和不断变化的医疗需求的适应速度放缓。传统的 NHS 支离破碎，服务难以跟上当前人口压力。在实践过程中，存在家庭医生诊所、医院专科医生、医院和社区之间在所有实践领域服务协调不力的情况。这种分工影响了医疗服务的整合。

护士必须积极建议卫生部门提供创新性、预防性和响应性的无缝服务，这是长期病症患者的基本要求。亟须将健康促进工作纳入护理路径，并与公共、私营机构和志愿者携手合作，支持长期病症患者做出明智的选择和决策，以改善他们的健康和福祉。

在当前财政紧缩政策的经济环境下，迫切需要国家和地方层面采取强有力的方法，来规划和委托经济上可行且可持续的医疗服务，为健康促进计划设定明确且可衡量的目标，并采用严格的方法来评估健康促进工作质量及其对改善慢性疾病健康状况的影响。2013 年 4 月 1 日启动了英国医疗与社会护理服务改革，将慢性疾病置于英国国家医疗服务的责任之下，该体系制定了计划和政策，概述了其将采取哪些措施来支持长期病症的自我管理，以实现更好的健康促进（DH，2012a）。

北爱尔兰、苏格兰和威尔士也制定了相似的方案以满足其居民的健康需求（参见第 6 章）。自我保健论坛于 2013 年发布的一份文件提倡在英国整个国家医疗服务体系中采用"全系统"方式，以增强患者在支持性环境中进行自我护理的能力。该文件设想，采取一致的自我管理战略，不仅为当前一代人，也为子孙后代，持续保障国民保健服务。为了在实践中实现这一目标，自我保健论坛制定了六点蓝图（Self Care Forum，2013 年）。

•认识到支持自我管理有助于在全科医疗中提供更充裕的咨询时间，从而增加工作的灵活性。

•让所有医护人员在接触每个患者时都要支持自我管理行为。

•在所有咨询中采用关注自我管理的对话。

•在实践层面落实国家医疗服务 NHS 宪章，以巩固对自我管理的支持。

•支持患者参与推动实践计划，以支持人群的自我管理。

•通过制定国家和区域激励计划，鼓励医疗保健专业人员帮助患者实现自我管理。

六点蓝图支持跨专业合作并鼓励患者、家庭和专业人员之间建立密切的伙伴关系。蓝图还规定，医护人员必须先认识到自我管理对患者和国家医疗服务体系的潜在长期益处，必须重新评估和重塑其日常专业实践，以促进支持自我管理的能力。

然而，要将六点蓝图作为支持长期病症患者自我管理的模型加以实施，需要组织对自我管理做出坚定的承诺，为更长时间的咨询提供资金支持，并为专业发展提供资源，使医务人员能够参与有意义的健康对话，以支持自我管理行为。护士作为 24 小时的护理提供者以及患者的代言人，必须抓住这个机会，在制定支持自我管理的国家和地方计划中担任领导角色。患者同样也需要获得教育机会，以培养自信心，增强主动参与医疗护理的能力。

卫生部将护士确定为负责提供健康促进干预以使患者实现对复杂疾病进行自我管理的关键专业人员。上述健康策略与国家卫生与临床优化研究所的指南和国家服务框架（糖尿病、癌症、精神健康等长期病症）相结合，为护士提供了参考，用以指导和塑造"自我管理实践"的发展。

五、支持长期病症自我管理的基本原则

实践活动 5.2　反思与评判性思考

回顾一下实践中护理过的三位不同慢性病患者，例如，关节炎、糖尿病和帕金森病患者。现在，考虑一下与他们及其家属的治疗性对话。以下是一些需要思考的问题：

- 他们是否愿意住院？
- 他们从哪里获得了哪些健康信息？
- 患者对获取的健康信息是否满意？
- 他们认为当地的基础保健服务是否满足了他们的需求？
- 患者在出院时是否得到了专业支持？
- 专业人士在护理这些患者时是如何鼓励他们自我管理的？

本章末尾附有参考提纲。

回顾上述实践活动，并对以下主题进行反思。

- **患者对自己的健康管理负责**：你将如何促进这一过程？你需要确保患者有能力获取、理解和评估必要的健康信息，以管理他们的个人健康。因此，你必须确保自己熟悉国家及地方政策，以及如何向患者提供这些信息（参见第 4 章）。国家是否将责任转移给个体？需考虑伦理以及法律问题。卫生系统和当前的政治意识形态是否促进患者的权利？患者能否获取当地卫生资源并对自己的健康做出选择？患者能否意识到个人的局限性或对支持的需求？这在护理患有精神健康问题和学习障碍或由长期病症影响健康和福祉的青少年时尤为重要。他们能够行使自主权吗？他们是否具备做出知情决策的心智能力？在与其他医疗专业人员合作的过程中，你始终要确定患者是否具备心智能力。让患者和家属参与健康管理非常重要。你还应确保有政策保护患者的隐私，例如，在使用远程医疗服务时，患者的隐私是否得到了保护？你应始终充当患者的代言人。

•**患者对自我掌控健康的能力有信心：如何提升自我效能感**？（参见第 1 章）。你是否需要解决健康不平等问题？患者是否有能力和知识制订切实可行的目标和优先事项，并解决健康问题？他们可以被信任采取正确的行动吗？你和其他医疗专业人员的角色是什么（参见第 1 章）？志愿组织和社区部门通过提供关于设备和工具的建议和信息，如自我管理设备和工具（例如血糖自测设备），在提高人们的独立性方面发挥着重要作用。你知道患者如何获得这些设备吗？

•**仅向患者提供有关风险和改善健康策略的信息和教育是不够的**。例如，长期患病在情绪稳定上具有挑战性（常常引发挫败感、愤怒或抑郁）。因此，与其他专业人士合作时，你需要考虑如何通过向患者推荐自信或心理辅导课程来维持他们的动机和信心。例如，动机访谈就是一种以患者为中心的咨询技术，使患者能够克服对行为改变的矛盾心理，并支持自我效能（Rollnick et al., 2008）。许多患者因病情产生被隔离和社交孤立的感觉。在这种情况下，你需要通过将患者转诊至本地自助团体，并鼓励他们参与社区发展倡议或项目，从而促进他们融入社会。

•**护士必须尊重和重视患者对自身疾病方面的个人经验和知识**。现在思考一下，普通人的知识是否具有与专家知识同等的可信度和有效性。护士必须支持患者建立积极的自我形象，使他们能够更加自主地管理自己的健康。了解患者的个人优势并倾听他们的个人经历非常重要，因为这将为你提供一个平台，在他们现有知识的基础上进一步支持自我管理。患者是否具备与专业人员有效沟通的能力？他们是否有能力协商符合其健康需求的具有文化敏感性的服务？你需要反思护理文化的社会性，并评估患者在决策过程中的参与和投入的证据。你知道当地有哪些课程可以指导患者增强自我管理的信心吗？例如，患者可能会从培养健康素养技能和计算机技能中获益。

这些主题突出了自我管理的复杂性，以及成功自我管理所需的技能和实践的多样性。此外，这些主题还表明，护士需要明确自己的专业责任，并重新定义护理角色，因为自我管理涉及集体行动，能够促进个人选择，并使专业人员和患者之间的权利保持平等。

总之，良好的自我管理应遵循以下原则。

• 知晓病情并监测其进展。

• 积极参与决策过程，并在规划、实施和评估自我管理的过程中进行协商。

• 与医疗专业人士和其他重要人士（例如护理人员）合作，以共同决策健康结局的有关事项。

• 有信心管理患者身体、情感以及社交生活，并有信心获取/运用支持性服务。

• 养成健康的生活方式和行为。

上述原则表明，作为一名护士，你需要反思并重新评估日常护理实践。

实践促进长期病症患者的自我管理，这就要求护士与患者及其家属和照顾者建立持续、优质、互动的关系，这种关系建立在相互尊重和信任的基础上。让他们有机会与你讨论焦虑、担忧和顾虑。但是，不要假定普通人认为专业人士知道得最多。患者有时会从专业人士那里得到相互矛盾和冲突的建议，例如在乳制品对克罗恩病的影响的问题上，还必须进行循证实践。

制订个性化的自我管理计划（参见第 7 章）。患者正在与医护人员建立平等的合作伙伴关系。通过协商和共识来设定健康结局及切实可行的目标。双方要不断审查进展情况。你需要确保患者通过行使自主、自由选择和自愿同意来达成协议。

确保开展以患者为中心的教育。教育活动应注意文化多样性以及个人价值观和信仰。护士必须准备好面对一些患者的负面情绪，他们可能会因为觉得"被告知该怎么做"而对你的健康建议感到不满。他们可能会因为缺乏金钱或就业机会等社会经济因素而感到沮丧，难以遵循和改变自己的行为。这凸显了制订真正个性化教育的重要性，这种教育应根据患者的个人生活环境和个人特点量身定制，并扬长避短。

通过增强患者的信心和自尊心，并保持患者的动力，来获得患者在决策过程中的积极参与。通过培养技能，确保每位患者都有信心和能力将建议付诸实践，例如糖尿病患者在与朋友聚会喝酒时能够重新调整自己的胰岛素剂量。但是，你需要考虑患者是否具备认知和情感技能以做出知情的决策，并思考患者有哪些机会可能会影响护理政策和指南。专业人士可能欢迎患者提出意见，但大多时候咨询实际上只是安抚性的。

通过培养解决问题的能力，使患者能够对自己的健康负责并加以控制。但你不应该假设所有患者都希望随时对自己的健康负责。由于疾病"发作"后个人情况发生变化，患者会觉得自己病得很重、很脆弱和无法应对。他（她）可能会感到绝望和沮丧，并可能会依赖专业人员来替他（她）做决定。培养应对技能是自我管理的核心，因为护士的目标是将患者从一个受苦者转变为一个管理者。

参与支持长期病症患者开展自我管理的护士必须考虑这些工作方式。患者的自主权、自由选择、自愿性、参与决策、责任感和掌控自身健康的能力是健康促进工作的精髓。患者、家人以及其他重要人士都被视为护士的平等合作伙伴。

六、自我管理教育模型

在支持患者进行疾病自我管理时，如何构建和塑造个人的健康促进实践呢？如前所述，卫生政策对指导实践至关重要。此外，护士还可与其他医疗专业人员合作，通过采用以下模型促进自我管理过程：

- 专家患者计划；
- 结构化教育计划（例如糖尿病）；

• 赋能。

所有这些模型都包含许多基于健康促进理论的共同活动（参见第 1 章），旨在支持和帮助患者控制病情，促进良好的健康。

在英国，这些模型已经对多种自我管理计划的设计产生影响，例如针对糖尿病、药物和酒精滥用以及疼痛的管理计划。

你是否注意到，正如坦纳希尔（Tannahill，1985）所指出的（参见第 1 章），自我管理是三级预防的一部分，患者已经患病，你的目标是支持和帮助他们应对疾病，以提高他们的生活质量。然而，作为一名护士，你必须牢记，并非所有长期病症患者都有相同的健康需求（参见第 7 章）。

尽管所有模型都有相同的核心目标，并采用了类似的健康促进理论，但不同模型在参与实施的人员方面却有所不同。

七、专家患者计划

案例研究：专家患者计划

米克（Mick）是一名 67 岁的男性，在过去的 35 年中一直遭受关节炎的困扰。他是一名退休的自雇燃气中央供暖工程师。他与妻子莫妮卡（Monica）结婚 45 年，有两个儿子以及两个孙子。米克的主要爱好是航海和跳交际舞。

尽管米克双手遭受不同程度的疼痛、僵硬和活动困难，但他一直工作到退休年龄。在妻子、顾问、理疗师、家庭医生和执业护士的支持下，他能够适应并管理自己的关节炎。

在一次与执业护士的常规咨询中，他知晓了专家患者计划。他回忆道："我感到非常激动，因为我觉得自己具备成为同伴教育者的所有资格。我喜欢通过我的工作与各种文化背景的人交谈和互动，别忘了，我已经患关节炎 35 年了。我报名参加了由初级保健信托基金在城镇中心附近教堂举办的课程。我很喜欢这门课程，我觉得它非常吸引人。我学到了很多东西，还发现学员们有很多共同点。比如都会在运动前服用止痛药、看家庭医生时记下问题、出去度假时记得带上处方药等。"

米克参加了专家患者计划课程，现在他已经是一位同伴教育的志愿者，可以帮助其他患者。他对这门课程的评价如下："专家患者计划让我能够为自己做出明智的决策，让我对药物治疗和疾病潜在的并发症有了深入的了解和认识。课程采用普适的方法，以满足每个人的需求。我们必须认识到，学员的病情处于不同的阶段。我明白了接受自己的疾病是多么重要（因为除了接受别无选择）。现在，我学会了发泄自己的情绪。过去，我一直默默承受着一切，直到我无法应对为止，而现在，我发现向他人表达自己的感受轻而易举。我不再感到孤立无援。"

米克很开心成为一位同伴教育的志愿者："作为一位同伴教育者，我觉得我可以分享我的个人经历，同时向他人学习。这一点很重要，因为我们（患者）经历的很多事情对我们所有人来说都是共通的，即使我们可能患有不同的疾病。我能够支持和帮助其他人。当参与者遇到困难时，我们会开展小组讨论，并且所有人都会提出解决建议。每周，我们都会为参与者制订切实可行的目标。该课程使人们能够对自己有切实可行的期望，例如，你可以带着孙子孙女在公园散步、锻炼，而不是期望自己能跑马拉松！该目标鼓励参与者为自己做些事情，而不仅是指望专业人员或医疗系统替他们做。专家患者计划可以成为一项社交活动，它可以使我们开怀大笑，而不会影响课程的严肃性。"

　　该案例研究简明扼要地介绍了专家患者计划的概念，并凸显专家患者计划是如何支持患者自我管理他们的长期病症。重要的是要认识到，专家患者计划是由患有慢性疾病的普通人教授，即同伴教育是该模型的关键部分。对患者进行培训，使他们能够为小组授课，并有支持系统来帮助他们履行这一角色。

　　专家患者计划是一项政府倡议，得到了世界卫生组织的支持和认可。自 2002 年以来，根据万利斯报告（Wanless，2002）建议，该计划作为一项免费服务，由 NHS 向慢性疾病患者提供。然而，专家患者计划最初可以追溯到 20 世纪 90 年代，当时是志愿者提出的由普通人主导长期病症自我管理的概念。目前，英格兰半数以上地方的社区卫生组织都开设了专家患者计划课程。威尔士所有地方卫生机构也提供专家患者计划，这也是苏格兰卫生政策的一部分。

　　关节炎自我管理计划被认为是专家患者计划自我管理课程的雏形，可追溯到 1979 年。这是一项以社区为基础的服务，针对类风湿关节炎、骨关节炎、狼疮和纤维肌痛患者。多年来，通过随机试验对该服务进行了评估。结果表明，参与者疼痛减轻了，残疾程度有所降低，对 NHS 经费的使用减少了，总体生活质量也提高了（Lorig et al.，1993）。

　　专家患者计划的另一范例是精神健康领域使用的药物和酒精滥用课程。该课程为正在康复的药物和酒精滥用患者提供学习技能的机会，通过提高参与者的自信心和士气，并维持他们改变的动力，使他们能够重新融入社会。该课程教授他们各种技术，使他们能够通过设定切实可行的目标和制订行动计划，有建设性地组织日常活动。它为参与者提供了宝贵的工具和技术，使他们能够改善与家人、朋友和医护人员的沟通，并获得寻找有偿工作、志愿者工作或继续教育所需的技能。

　　此外，还有针对普通患者群体、疼痛患者和照顾者的专家患者计划服务。为满足青少年和有学习困难者的需求，这些课程的形式会有所调整。

多数对专家患者计划的评价都是积极的。研究表明，参与者可以提高生活质量，最大限度地减少病情恶化。由于课程提高了患者的自我意识和自我价值，他们能够采取健康的生活方式（如改善饮食和增加体育锻炼），尝试新事物，并做出改变人生的重要决定。但是，评价中也指出了一些不足之处，如当地国家医疗服务系统机构认为，向患者提供该计划需要耗费大量的人力和时间。

专家患者计划对一些患者的帮助很大，被视为治疗长期病症的可选方案之一。然而，课程内容并没有考虑到与长期病症相关的更广泛的社会问题和需求。例如，它未涉及福利问题，也未涉及如何协商与无法工作或可能需要协助重返工作岗位的人的相关福利；此外，国家医疗服务系统、社会服务部门和就业与养老金都需要采取协作行动，解决这些与长期病症相关的社会问题。

专家患者计划倾向于吸引受过良好教育和中产阶级患者，因此无法解决更广泛的社会经济问题和与长期病症共存的复杂性问题，也可以说这一计划加剧了不平等。将"预立遗嘱"纳入课程内容也引起了一些参与者的担忧，因为有些方面被认为是感情用事和不恰当的（National Primary Care Research and Development Centre，2007）。疾病的临床管理也令人担忧，例如，糖尿病患者并不总是能够有效地控制糖尿病或饮食。这进一步凸显了开展由行业专家领导的患者教育计划的必要性（Cabe et al.，2006）。

八、结构化教育项目

结构化教育项目由护理服务部门为罹患特定疾病的患者设立，并向患者和照顾者提供，由具有相关慢性疾病专业知识和经验的医护专业人员负责实施。教育者主要是护理专家、执业护士、理疗师和营养师，根据疾病的性质，可能会涉及其他医疗专业人员，如足病医生、药剂师、职业治疗师。

结构化教育项目的实例包括：

• DAFNE（正常饮食的剂量调整）——适用 1 型糖尿病患者；

• DESMOND（糖尿病教育和自我管理：正在进行中和新近诊断的糖尿病患者）——针对 2 型糖尿病患者；

• X-PERT——适用糖尿病患者（与专家患者计划不同）；

• 挑战你的病症——适用关节炎患者。

其他项目是在卫生专业人员认为有需要时设立的。一些项目的名称常本土化；即使是糖尿病项目，也可能根据本地情况重新设计，并赋予本土化名称，如伯恩茅斯的 BERTIE 和伦敦惠廷顿医院的 WINDFAL。

这些项目旨在帮助患者对疾病进行自我管理。课程由专业人士提供，设计符合先前讨论政策中概述的自我管理标准，以确保所有项目的统一性，即无论项目在何地实施，它们都符合并达到了国家标准。同时，它也增强了参与者的信心，使其相信自己参加的是经批准的、有价值的课程。

这些项目是英国大多数医疗机构的首选，以促进长期病症患者的自我管理。这些服务主要由当地社区卫生组织（如社区卫生中心）提供，但也有一些由医院的专科团队提供。照护患者的护士需要了解当地相关项目的适用性、开始日期和地点，以便安排患者参加。

通常情况下，课程持续数周（通常为六周），每节课两到三个小时。课程采用互动式教学方式，每个小组约 10 人。

课程通常涉及三个方面内容：

• **病情的医疗管理** ——例如，参与者将学习如何管理药物以及如何监测峰值流量或血糖水平；

• **角色管理**——例如，将责任委托给他人，如让伴侣每周购物；

• **情绪管理**——应对愤怒和疲劳。

教育项目的固有目标是培养解决问题的技能、决策能力、资源利用能力、与医护人员建立伙伴关系的能力以及采取合理措施（行动计划）的能力。以下案例研究将提供进一步说明。

案例研究：结构化教育模型

奥陆（Olu）是一位 56 岁的非洲裔男性，25 岁时被诊断患有双相情感障碍，过去两年一直患有高血压病。他每周工作长达 50 小时。由于工作压力，他经常选择方便的快餐。因为没有时间锻炼，所以他无法减轻体重。自两年前被诊断出高血压病后，他担心自己可能会死于心脏病发作。他自己测量血压，但由于工作原因，他很难去看医生。最近，他的血压数值持续升高，因此变得十分焦躁不安。他的妻子非常担心，给社区精神科护士发了短信，护士上门查看了奥陆的精神健康状况。在会诊过程中，护士发现奥陆能很好地对"双相情感障碍"进行自我管理，但他的血压和相关生活方式才是主要问题。

社区精神科护士建议奥陆和妻子预约家庭医生。会诊结束后，妻子为他预约了第二天去看家庭医生。在咨询过程中，医生建议奥陆去见执业护士，以便参加由执业护士为高血压患者举办的结构化教育项目。执业护士接见了奥陆，并安排他参加培训课程。她还与奥陆的社区精神科护士进行了沟通，将商定的行动计划通知了他。课程结束后，奥陆的身心健康得到改善，因为他通过掌握以下技能，实现了对高血压的自我管理。

•解决问题：他能够遵循并坚持自己与家庭医生、执业护士、药剂师和营养师达成一致的护理计划。现在，他定期检查并记录自己的血压值。他还带着一个小冷藏袋上班，里面装着他的午餐。

•决策：已经与雇主协商，他被调换到另一部门，从而减少了工作时间。他制订了符合日常生活的切实可行的锻炼目标。

•资源利用：奥陆利用互联网更新有关高血压的知识。现在，他经常去当地图书馆，利用图书馆的数据库查找研究型论文。

· 与医护人员合作：在看家庭医生和执业护士时，他总是使用自己的健康日记（血压记录、用药方案和营养摄入）来讨论自己的病情进展。现在，他和妻子会写下一份问题清单，以便询问医护人员。

· 行动计划：奥陆通过采取健康的生活方式以及抽出时间放松来减轻压力，以确保自己的身体健康。他制订了改善饮食和运动行为的目标，并制订了每周计划。他现在会定期给社区精神科护士发邮件，并根据护士提议，加入了当地的 50 岁以上人群的公园步行小组。他和妻子有了新的爱好，他们在从当地政府租来的一块园地上自己种植蔬菜。两人都是社区种植园俱乐部的成员，而且是俱乐部的积极分子。

结构化教育模型使卫生专业人士能够设计一个获取知识和技能、培养自我管理态度的课程。护士经常会遇到一些患者，他们需要一些动力才能开始自己解决持续存在的健康问题。有些患者过于依赖专业人士的帮助，他们或许害怕掌控自己的生活。

患者可能不愿意做出改变。这些项目提高了患者的生活质量和功能性，使他们能够坚持治疗和自我管理计划，并充分利用医疗服务。然而，卫生部门必须为医护人员提供教育机会和支持，使他们能够发挥教师和健康促进者的作用。护士需要来自管理层的支持，以创造工作机会（日常临床工作量之外），并且他们也需要时间来履行这样的角色。

九、赋能

专家患者计划和结构化教育项目的核心目标是增强患者及其家属的能力，使他们能够控制自己的长期病症。赋能是健康促进的核心，最近 20 年来，它被视为长期病症管理方面最重要的创新之一。赋能方法可增强患者实施有效自我管理计划的能力。

案例研究：赋能

罗伯特（Robert）是一名工程学专业的 19 岁大学生。他与女友玛丽（Mary）在大学附近合租了一套公寓，两人的社交生活都非常活跃。罗伯特热衷于橄榄球运动，并喜欢各种体育运动。上大学之前，他与父母和两个年幼的弟弟妹妹住在一起。12 岁时，他被诊断患有 1 型糖尿病（胰岛素依赖型糖尿病）。作为让服务对象参与其所在大学卫生健康学院活动倡导的一部分，他应邀向护理学生讲述了他在儿童和青少年时期的糖尿病患病历程，以及他从一个被动患者发展成为一个有能力进行自我管理的患者的过程。

罗伯特告诉学生："首次被诊断出患有 1 型糖尿病时，对我来说接受患病的现实是一个巨大的挑战。作为一个 12 岁的孩子，我感到非常害怕、沮丧和愤怒。我发现很难与父母讨论这个问题，因为他们会对我产生过度保护；我也很难与弟弟和妹妹讨论这个问题，因为他们觉得我得到了父母的特别关注与偏爱，这给我们之间的关系造成了压力。由于患有糖尿病，我在学校受到同学们的嘲笑。我开始责备自己的个人失败，我感到孤立无援。回顾过往，我最初管理糖尿病的经验总体上是非常机械且教条化的。我在遵循一个由我的顾问及其团队和我母亲确定并开具的管理方案。我收到的健康信息和书面材料都是非个性化的、通用的和说教性的。我没有自主权，不得不调整我的生活方式，以适应医护人员（顾问、护士、营养师）和父母（尤其是母亲）所建议的糖尿病治疗方案。我失去了独立性和享受童年自由的权利。14 岁时，我的自我形象出现了问题，感觉自己被同龄人鄙视。于是我开始反叛，不再注射胰岛素！我渴望变得正常，并因为迎合同伴压力而尝试抽烟和饮酒，导致了家庭争执和频繁住院。由于频繁住院，我在学校的出勤率成了问题。在医院就诊时，医护人员主要与我的父母沟通交流，我像个隐形人。直到有一天，在医生问诊时，我和母亲开始为胰岛素治疗问题争吵。我的会诊医生想要与我单独交谈。我得以宣泄自己的情绪，表达自己的想法。他对我表示理解和尊重，把我当作一个能够做出理性决定、能够为自己的健康负责的自主个体。医生倾听并关注我这一事实给了我信心，我终于有了发言权。我积极参与决策过程，并与父母和医护人员合作。我被分配给了一位糖尿病专科护士，我可以随时给她打电话咨询，并与她建立了良好的专业关系。得到那份支持使我能够掌控自己的健康，专注学业，享受生活，不再随身携带糖尿病的标签。我是一个能接受自己病情的正常人。糖尿病并不是我身份的全部，它只是我日常生活的一部分。相比之下，如今我的糖尿病管理更具灵活性，我可以在日常活动中随性而为，而不必时时刻刻想着我的糖尿病。我感到自信，一切尽在掌握中。我在 16 岁时认识了我的女朋友玛丽，她在我的生活中发挥了积极的作用。这种变化在于我们两人都参与了许多普适性、易于获取、信息丰富且不具威胁性的结构化教育项目。这些项目强调患者在决策过程中的作用，并丰富了我们对待糖尿病的经验和知识。另一个赋能的重大变化是团队协作护理方法。医疗保健团队会提供广泛的跨专业知识和经验。如今，我能够根据个人生活方式、需求、愿望和欲望制订管理计划，而不影响糖尿病所需的基本医疗治疗。"

罗伯特的案例研究重申，赋能是自我管理的核心，并展示了被赋能后的患者如何能够管控自己的长期病症并过上充实的生活。

托恩斯和蒂尔福德（Tones and Tilford，2001）为护士和其他医护人员提供了一个被称为 Tones 赋能的模型。该模型被广泛应用于促进自我管理。该模型说明了健康教育导致赋能，并基于这样一种理念：对于注重个人文化、价值观和信仰的健康知识和技能的获取可以提高个人的批判意识。这一术语由巴西教育家保罗·弗莱雷（Paulo Freire）首次使用，是指个人能够客观看待其健康状况现实的水平，他们具备挑战健康政策并实现政治变革的信心、自尊和自我效能，从而实现公平和全面的健康。在自我管理方面，知识渊博的患者可以影响地方和国家层面的卫生政策。罗伯特能够针对自己的糖尿病管理进行讨论和调整，他还开始对本地糖尿病患者的健康计划决策作出贡献。

在作为护理学生的临床经验中，你可能会遇到基于赋能理念的自我管理案例，例如严重疼痛患者通过"患者自控镇痛"（在外科病房称为 PCA）来控制疼痛。这是一种疼痛控制系统，术后患者可以根据疼痛程度，通过按钮激活电子控制泵以注射阿片类处方镇痛药，从而自我控制镇痛药物剂量。同样，在内科病房，患者可以实现自我用药管理。护士在其中发挥着积极作用，因为每位患者用药都必须符合相关指南规定的所有自我用药标准。通过与护士合作，患者每天审查自我管理计划。

你认为患者感受到的赋能程度如何？你认为患者对赋能的理解与医疗专业人员的理解一样吗？案例研究对自我管理的赋能模型给予了非常积极的评价，罗伯特的满意度高，生活质量也得到了极大的提高。这与文献中的观点非常吻合，文献表明，赋能对社会阶层较高的患者更有益。

我们知道，处于更大社会经济劣势的患者（参见第 6 章）往往不太能够赋能，也不太倾向于寻求赋能。他们认为专业人士知道得最多，以及个体对自我帮助的能力有限，这可能成为发展自我管理技能的一大障碍。对于这些患者和照顾他们的护士来说，达到批判意识的水平可能是一个较长期的目标。或许，我们首先需要考虑的是初级健康素养水平（参见第 4 章）。

长期病症的患者赋能给护理实践带来深远的影响和挑战，因为护士已经面临着十分沉重的工作负担、人员短缺和预算限制，这些因素阻碍了自我管理活动的开展。无论是在医院还是在社区中，护士将需要更长的咨询时间来充分应对患者赋能的需求（参见第 7 章）。NHS 需要建立一套机制，促进医院、初级保健和社会保健之间的沟通与合作，确保能共同承担满足长期病症患者健康需求的社会责任。

章节概要

通过本章的学习，你可以进一步理解并探讨为什么有必要支持患者对其长期病症进行自我管理。护士应该基于流行病学证据开展护理实践，促进患者健康，提高其生活质量，并通过充当患者的代言人，批判性地评估医疗系统所提供的服务，以满足长期病症患者的健康需求。实践活动必须以当前的卫生政策为依据，并应用专家患者计划、结构化教育项目和赋能原则。本章鼓励大家对这些方法的有效性进行评判性评估，并考虑在支持患者自我管理慢性病的过程中，护理角色所发生的变化。

实践活动的参考提纲

实践活动 5.1 评判性思考（第 121 页）

该列表并非详尽无遗，还可能包括：关节炎、哮喘、慢性阻塞性肺病（COPD）、溃疡性结肠炎、克罗恩病、糖尿病（1 型和 2 型）、甲状腺功能减退症、癫痫、艾滋病毒 / 艾滋病、帕金森病、多发性硬化症、癌症以及酗酒和滥用药物等精神健康问题。

多数长期病症及慢性病患者存在类似的问题如：

• 疼痛；

• 活动受限；

• 睡眠问题；

• 抑郁；

• 缺乏社交活动；

• 难以获得社会支持；

• 进食困难或体重问题。

实践活动 5.2 反思及评判性思考（第 126 页）

你可能会发现，他们中的大多数人在观点和需求上相似，而这与他们的病情无关。

• 大多数患者更愿意只在绝对必要的情况下来医院，而且他们更希望这是一次计划好的入院。

• 大多数患者可能从护士和其他医务人员那里得到有关生活方式问题的健康信息，例如有关运动、饮食或酒精摄入量的信息。总之，患者希望获得优质且简单易懂的信息。

• 患者希望能够方便地获取信息，使他们能够更加独立和主动地进行自我保健和自我健康管理。

• 许多患者表示需要社区提供更多的支持，例如由专业人员提供的帮助热线，以便在需要时寻求支持和建议。

•患者可能希望使用用户友好且易于访问的 NHS 服务，例如希望延长家庭医生诊所的开放时间。

拓展阅读

1. Department of Health（2007）*Supporting People with Long-term Conditions to Self Care.* London：DH.

这是一份支持长期病症患者通过综合方案进行自我管理的指南，综合方案包括信息、自我监测设备、自我保健技能教育和培训以及自我保健支持网络。

2. Embrey，N（2006）A concept analysis of self-management in long-term conditions. *British Journal of Neuroscience Nursing*，2（10）：507-13.

这是一篇关于自我管理概念的文献，理论性的内容非常实用，可以详细阅读其包含的内容。

3. The Health Foundation（2015）*A Practical Guide to Self-Management Support. Key Components for Successful Implementation.* London：The Health Foundation.

这是一本对所有参与自我管理支持的专业人士以及患者都非常有用的指南，可帮助他们顺利进行自我管理。它提供了自我管理支持的概述，并确定了成功和有效实施自我管理所必需的关键要素。

4. NHS Education for Scotland（2012）*Supporting People to Self-manage. Education and Training for Healthcare Practitioners：A Review of the Evidence to Promote Discussion.* Edinburgh：NHS.

这是一份关于教育和培训医疗从业人员以帮助他们支持公众自我管理长期疾病的文献综述。

第6章
公共卫生视角

译者：赵涵，陈俊如

基于《预注册护士的教育标准》，本章将讨论以下能力：

领域 1：专业价值观

3.所有护士都必须支持和促进个体、群体、社区和人类的健康、福祉、权利及尊严。其中包括生活受到疾病、残疾、老龄化、死亡和临终影响的人。护士须理解这些活动如何影响公共健康。

领域 3：护理实践及决策

通用能力标准：所有护士还必须了解护理环境及其所在地的行为、文化、社会经济和其他因素如何影响健康、疾病、健康结局和公共卫生优先事项，并在规划和提供护理时考虑到这些因素。

5.所有护士都必须了解公共卫生准则、优先事项和护理实践，以便认识和应对健康、疾病和健康不平等的主要原因及社会决定因素。必须使用一系列的信息和数据来评估个体、群体、社区和人类需求，致力于改善健康、福祉和医疗保健体验；确保所有人平等地获得健康筛查、健康促进和医疗保健服务；并促进社会包容。

本章将讨论以下基本技能群：

技能组群：护理的组织方面

9. 人们可以信赖新注册的毕业护士，并将其视为合作伙伴，与他们一起进行全面和系统的评估；制订基于相互理解和尊重个人的个性化计划，促进健康和福祉，最大限度地降低伤害风险，并始终保障他们的安全。

到第二个进展阶段时：

3. 了解公共卫生的概念和健康生活方式的益处，以及各种生活方式或行为（如滥用药物、吸烟、肥胖）的潜在风险。

18. 讨论与公共卫生相关的敏感问题，并向个人、社区和群体提供适当建议和指导，例如避孕、滥用药物、吸烟、肥胖。

22. 在公共卫生框架内开展工作，评估个人、社区和群体的需求，并制订护理计划。

技能组群：感染防控

21. 人们可以信任新注册的毕业护士能够根据国家和当地政策，识别感染风险，并采取有效措施预防和控制感染。

到第二个进展阶段时：

6. 讨论公共卫生概念中健康促进对于感染防控和人群健康改善与维护的益处。

到登记注册时：

11. 能识别感染风险，并在需要开展健康促进、健康保护以及公共卫生策略的情境下进行报告和采取行动。

章节目标

通过本章内容，你将能够：

1. 了解公共卫生的范围；

2. 描述英国公共卫生职能的结构；

3. 了解护士在控制传染病中的作用；

4. 认识到应对突发公共卫生事件的必要性。

一、引言

公共卫生是一个总称，涵盖疾病预防和健康促进的各个方面，是一个比患者治疗或护理更广泛的概念。作为护士，我们所做的大部分工作虽然都属于公共卫生的范畴，但公众往往并不这样认为。护士通过免疫接种和筛查参与疾病预防，但这只是其公共卫生职责的一部分。护士对疾病的产生原因及其人群模型的了解有助于人们理解他们为什么会生病。

但是，多数护士并不认为自己是公共卫生从业人员。英国护理和助产委员会为该领域工作的护士设立了一个专业注册机构，目前包括：

• 健康随访；

• 职业健康；

• 学校护理；

• 性健康；

• 健康保护；

• 英国家庭健康护理。

政府打算加强护士的公共卫生职能（DH，2008a）。即使你不打算在英国护理和助产委员会设立的专门领域注册，也需要加深对公共卫生实践的了解并掌握公共卫生实践的技能。2012 年，皇家护理学院（Royal College of Nursing）发布了一份关于护理对公共卫生的贡献的立场声明，其中指出，无论护士在何种环境中工作，也无论其职称或个人角色如何，所有护士都应在改善当地居民健康方面发挥作用（RCN，2012）。

各种类型的流感和麻疹暴发表明，公众会向护士或其他护理专业人员寻求安慰和信息；年仅14岁的儿童就患上了过去被称为成年发病型糖尿病（2型糖尿病）。这说明了解疾病原因和趋势将有助于你理解并跟上医疗实践的变化。

二、公共卫生的概念

一方面，"公共卫生"可以被视为一个非常广泛的术语，涵盖健康的各个方面——一些作者以这种方式使用该术语，这可能会引起混淆。另一方面，"公共卫生"也可以被看作除治疗和护理外的所有健康相关内容——一些作者用它来描述疾病预防和健康促进。

概念总结：公共卫生的定义。

政府文件和公共卫生学院通常使用的定义是：**公共卫生是指通过社会有组织的努力，以预防疾病、延长生命和健康促进的一门科学与艺术**（Acheson，1988）。

现行公共卫生白皮书（DH，2010b）也采用了这一定义，并进而提出，政府希望公共卫生实践在以下五个领域取得成果：

• **健康保护和恢复**：保护人们免受重大突发卫生事件和严重健康危害的影响；

• **解决导致不良健康的更广泛决定因素**：解决影响健康和福祉的因素；

• **健康改善**：积极倡导"健康"的生活方式；

• **疾病预防**：减少可预防疾病的患者人数；

• **健康预期寿命和可预防性死亡**：防止人们过早死亡。

注意：健康促进（通常也被称为健康改善）是公共卫生的一部分。公共卫生还关注导致疾病和死亡的因素。

三、公共卫生中的各种角色和职责

英国的四个地区都有自己的公共卫生组织。近年来，组织名称和职责发生了一些变化；通过关注新闻，可以了解公共卫生中的各种角色和职责。

在英国，自 2010 年联合政府发布的《健康生活，健康人群》（*Healthy Lives，Healthy People*）白皮书（DH，2010b）以及 2012 年发布《卫生和社会保健法案》（*Health and Social Care Act*）之后，公共卫生组织名称和职责发生了重大变化。除其他改革外，现在的一个主要的区别在于，NHS 继续照顾成为患者的人群，而公共卫生方面的健康促进 / 改善通常成为地方政府（地方当局 / 议会）的责任。他们得到了一个专门的公共卫生团队的支持，由公共卫生主任领导，并获得专项公共卫生拨款。以下是他们的工作内容：

• 对 40 至 74 岁的成年人进行健康检查（每四年一次），称为"NHS 健康检查计划"；

• 公共卫生咨询服务，主题由当地确定；

• 地方紧急情况下的健康保护；

• 为儿童测体重和身高；

• 性健康服务；

• 与生活方式问题有关的总体健康状况，例如体育活动、健康饮食、药物和酒精滥用、吸烟情况、口腔健康行为和伤害预防。

地方当局可以基于质量和价格进行招标，委托包括英国国民保健服务机构在内的任何一家合格的机构提供这些服务。

英国公共卫生部负责监督地方当局的工作，并处理国家公共卫生问题。其优先事项包括：

- 减少可预防性死亡；
- 减少疾病负担；
- 保护国民健康；
- 让儿童和青少年拥有最佳的人生起点；
- 改善工作场所的人群健康状况。

> ### 实践活动 6.1　评判性思考
>
> 　　访问公共卫生组织相关网站，查找你感兴趣的主题内容。首先查看网站首页新闻，然后使用网站搜索引擎查找与你当前实践领域相关或你感兴趣的内容。有以下建议：
>
> - 麻疹；
> - 针对一年中的特定时间（如新年）或特定主题（如癌症）开展宣传活动；
> - 新型带状疱疹疫苗；
> - 气候变化；
> - 肥胖症；
> - 健康检查。
>
> 　　本实践活动旨在提高你对公共卫生运作方式的兴趣，因此没有参考提纲。

四、公共卫生的主要问题

　　将公共卫生专业人员的工作分为传染病（如麻疹）和非传染性疾病（如糖尿病）的疾病预防会更简单。他们也致力于防止其他难以预测的事件造成的伤害，如热浪、洪水、泄漏辐射和毒物。世界卫生组织将非传染性疾病定义为慢性疾病，此类疾病不会在人与人之间传播，因其病程长，往往进展较慢。非传染性疾病主要分为四类：心血管疾病（如心脏病发作和卒中）、癌症、慢性呼吸道疾病（如慢性阻塞性肺病和哮喘）和糖尿病。当然，还有许多其他非传染性疾病，例如骨质疏松症、抑郁症或湿疹。

无论是传染病还是非传染性疾病，都可以找到相关流行病学的统计数据——对每种疾病的决定因素（病因）和分布（谁会得病以及在哪里得病）的研究。这就是所谓的疾病监测，由公共卫生系统实施。各诊疗机构医生会将患者的诊断报告提交至当地的公共卫生主管部门，再由相关工作人员对统计数据进行整理，这些数据能够帮助卫生服务部门根据疾病的发展趋势制订未来计划。

可通过以下方式查找健康统计数据：

• 使用国家统计数据库，该数据库提供包括健康在内的所有主题的国家统计数据；

• 访问当地社区卫生组织或地方当局网站，查看他们就本地区居民健康状况编写的年度报告；

• 查看相关公共卫生部门编写的地方卫生概况；

• 如果需要国际统计数据，可访问世界卫生组织网站；

• 使用搜索引擎，输入你感兴趣的疾病名称和"统计数据"一词即可查找相关数据。

实践活动 6.2　评判性思考

使用上述方法，查找两种疾病的统计数据，例如，一种传染病（如水痘／出疹），另一种非传染性疾病（如躁郁症或中风）。

了解哪些人受到的影响更大，有些疾病会在不同群体之间表现出较大的人口统计学差异：

• 不同性别（男性和女性）；

• 不同年龄组；

• 社会阶层或收入水平；

• 不同地理位置；

• 不同种族群体。

这项实践活动没有参考提纲，因为其目的是提高你对健康统计数据可用性的认识。

该实践活动表明，疾病之间存在差异。但对某些疾病来说，差异可能并不那么明显，且会在一般人群中传播。

在传染病中，疾病的发生率和分布与感染的传播方式有关。这种差异在统计表中表现不明显，但在病例分布地图和每日新增病例数量中会有所体现。非传染性疾病也可以绘制在地图上，可能会显示出例如不同族群或有幼儿家庭的分布情况。

五、传染病

案例研究：威尔士麻疹暴发

2012年11月，斯旺西暴发了一波麻疹疫情，最初通报了3个病例。到11月底，该地区的所有学校都暴发了麻疹疫情。威尔士公共卫生机构迅速采取行动，让公众意识到未接种疫苗的儿童将面临的风险。从2013年4月起，该地区的家庭医生诊所、学校和医院举办了麻疹、腮腺炎和风疹联合疫苗接种讲座；为75868名未接种疫苗的人提供了计划外疫苗接种。

疫情于2013年5月结束。在此期间，共通报1219起病例，其中88人需要住院治疗，一名年轻人因麻疹引发的肺炎不幸死亡。

威尔士公共卫生机构（2013年）警告称，除非继续麻疹、腮腺炎和风疹（MMR）联合疫苗接种，否则不排除疫情进一步暴发的可能。

最大的"补种"群体是那些 10 至 18 岁的年轻人，他们在幼儿时期错过了两剂疫苗接种。

所有传染病的流行都以同样的方式进行跟踪，护士需要了解所采取的公共卫生措施。在发生类似疫情时，你的职责是关注新闻报道，并随时了解医疗机构在公共卫生应对措施方面采取的政策和程序。

为履行公共卫生职责，护士应做好准备，以便能够：

• 了解个人受感染的风险；

• 了解典型症状和体征；

• 回答患者及其家属和当地社区提出的有关风险的问题；

• 及时向护理和医务人员报告观察到的患者相关情况（如体温升高、皮疹等）；

• 了解雇主所做出的措施，比如对员工进行免疫接种和关闭床位。

实践活动 6.3　评判性思考

当你在报纸或电视上看到有传染病暴发时，请关注相关新闻报道。

• （传染病）从何时何地开始？

• 传播速度有多快？

• 它是如何在当地传播的？

• 或是通过人们的旅行在全球范围内传播？

• 公众对此有何反应？是恐慌、误解和困惑，还是对缺乏信息或行动而感到愤怒？

• 官方向公众提供了哪些信息？

这项活动旨在鼓励你追踪媒体上的健康新闻，因此没有提供进一步的参考提纲。

随着你对传染病监测在公共卫生方面认识的加深，可能会发现某些疾病似乎比其他疾病更容易引起关注。其中一些被认定为"应通报疾病"。

六、应通报疾病

有一些传染病被认为对人群非常危险，需要迅速监测和控制疾病的传播。即使通报主要由医务人员负责，护士也需要对这些疾病有所了解。医生必须报告列出的应通报疾病病例，以提醒公共卫生主管部门可能发生的暴发和流行。

这部分疾病中有些较为罕见，例如天花已被认为在全球范围内根除，但名单中也有一些常见疾病。你可能会接触到这些疾病，或接到他人的咨询，甚至需要在你的护理实践中警惕潜在病例。

通过媒体，你将了解到"新"的传染病警报，如埃博拉病毒和寨卡病毒。人们可能会询问你该如何保护自己；他们可能计划去风险地区旅行，或者仅仅是因为缺乏（对传染病的）了解而担心。最好的资源是公共卫生部门的官方网站，在那里可以找到有关这些或其他疾病的预防建议。如果可能，尽量与询问者一起查看该网站，指导他们如何自己获取信息。

列表上有一些罕见的疾病（如炭疽和鼠疫），但也有一些常见疾病（如麻疹和食物中毒）。任何一种疾病暴发时的公共卫生措施都是相似的。护士需要熟悉最常见疾病的症状和体征，以及应采取的护理措施和预防疾病暴发的免疫接种建议。

七、免疫接种

免疫接种是预防某些传染病的主要措施。英国为儿童、临床高危人群和老年人制订了免疫接种时间表。该免疫接种时间表是通过 NHS 由健康随访员和家庭医生诊所免费提供。地方政府代表 NHS 在学校为学童接种疫苗。

在英国，可以在线查看免疫接种计划表的最新版本。最近出现了一些变化，包括为 70 岁以上的老年人接种带状疱疹疫苗、为儿童接种年度流感疫苗以及为婴儿接种轮状病毒疫苗。此外，在 20 世纪 90 年代末和 21 世纪初，麻疹、腮腺炎和风疹联合疫苗接种率不足，为确保所有儿童（10~16 岁）都能接种，还实施了一项全国性的麻疹、腮腺炎和风疹联合疫苗接种补种计划。由于疫苗接种率低，麻疹可能再次成为公共卫生问题，要求所有社区的安全接种率都应达到 95%。

该计划相当全面，但对英国居民而言，该计划仅建议英国居民接受免疫接种并为他们提供服务，但不是强制性的。在一些国家，公共卫生部门要求对学童、移民和旅行者进行特定的免疫接种，甚至将其设定为强制性措施。

人们需要认识到保护自己和孩子免受传染病侵害的重要性，并将这一点与免疫接种的感知危险进行权衡。人们可能也不了解让大多数人接种疫苗的好处，这有时被称为"群体免疫"，即当大多数人接种了疫苗，暴发病例会更少且更不严重。包括护士和其他卫生专业人员在内的整个国民健康服务体系，都有责任促进免疫接种的普及。在英国，自 2013 年以来，免疫接种成为地方当局在健康促进方面职责的一部分，特别是针对低接种率和难以接触到（免疫接种）的社区。

实践活动 6.4　沟通交流

家庭医生诊所建议 66 岁的沃特金斯（Watkins）先生今年接种流感疫苗。然而，他担心这会让他染上流感，他也听说过流感疫苗接种后会让人感觉不适的故事。他还了解到流感有不同的类型，并对一种疫苗如何能对所有类型的流感都有效感到困惑。

你将如何安抚他并说服他接受接种建议？

本章末尾提供了参考提纲。

完成这项活动可能有助于你自己决定是否接种流感疫苗，作为一名卫生专业人员，你也需要保护自己。

公共卫生专业人员担心人们未接种疫苗以及群体免疫的问题。他们监测免疫接种率，并为当地社区卫生组织设定目标。截至 2011 年 2 月 27 日，65 岁及以上人群流感疫苗接种率约为 72.8%（2009—2010 年度为 72.4%）；65 岁以下临床风险人群的接种率为 50.3%（2009—2010 年度为 51.6%）；孕妇的接种率为 37.7%。作为一个国家，尽管英国的接种率与国际相比相对较高，但仍未达到世界卫生组织的目标。根据世界卫生组织的建议，英国当前的流感疫苗接种目标是 65 岁及以上人群的接种率达到 75%，而 65 岁以下临床条件使他们更容易受到流感影响的人群，其接种率也为 75%。

有些免疫接种甚至更具争议。自 2008 年 9 月起，英国开始实施一项全国性计划，对 12 至 13 岁的女孩进行人乳头瘤病毒（human papilloma virus，HPV）疫苗接种，并对 14 至 17 岁的年长女孩进行追赶接种，以预防宫颈癌。该计划在中学进行，包括三次注射，最好在六个月内完成，但也可以在十二个月内完成。

案例研究：HPV 疫苗接种

福斯特（Foster）夫人是外科病房一位患者的妻子，她向护士寻求建议。她想知道是否应该允许她 14 岁的女儿接种 HPV 疫苗。

护士对福斯特夫人提出这个问题感到好奇，因为在她看来，她的女儿应尽可能得到所有防范宫颈癌的保护措施。

护士与福斯特夫人坐下来，询问她为什么认为不应该接种疫苗。福斯特夫人说，她知道这与性传播疾病有关，但她女儿没有性生活。她担心免疫接种会让她的女儿太早就产生性行为的想法。福斯特女士认为，学校不应该允许讨论性方面的问题。

护士问福斯特夫人是否同意她的女儿在学校上性教育课。她发现福斯特夫人没有让女儿退出性教育课程（尽管她有权这么做），而是让女儿继续上这些课程。护士继续与福斯特夫人讨论了学校对性教育采取的整体方法，并指出，她从专业角度来看，对性的了解和认识更有可能防止过早性行为。护士建议，HPV 免疫接种会进一步提高人们对性行为风险的认识，并可能阻止其女儿过早尝试性行为。

她接着解释说，在性行为开始之前接种疫苗效果更好，卫生部门的目的是让女孩和年轻女性获得普通水平的免疫力。福斯特夫人认同了这一观点，当护士给她提供了 NHS Choices 网站的网址时，她感到高兴，因为她可以在上面了解更多有关 HPV 疫苗的信息。

在帮助人们决定是否进行免疫接种时，医疗专业人员的部分角色在于消除人们对谣言故事的恐惧。应该从麻疹、腮腺炎和风疹联合疫苗接种研究不力造成的问题中吸取教训。由于误导性的研究结果，人们对麻疹、腮腺炎和风疹联合疫苗接种的影响产生恐惧，因此接种率很低，结果导致群体免疫力低下和多次疾病暴发。尤其是麻疹，它是一种可以致命的疾病，在疫情暴发时会导致儿童死亡。成人流行性腮腺炎比儿童更严重（引起的症状更严重，康复时间更长）。数年不接种麻疹、腮腺炎和风疹联合疫苗的后果是，当这些未接种疫苗的孩子在 18 岁后去上大学，离开家住进社区住宅时，这些地方就会暴发腮腺炎。

护士的意见会受到公众的采纳，因此护士必须了解事实真相并给出最佳建议。麻疹、腮腺炎和风疹免疫接种是安全的，免疫接种可以预防传染病；这正是护士应该向公众传达的信息。

八、细菌耐药性

从一级预防（免疫接种）到三级预防（防止治疗中出现问题），因细菌产生耐药性而无法控制感染的问题日益受到关注。耐药性的产生有几个潜在的原因：

• 因未遵循指南而导致的不当处方，如抗生素用于错误的病原体（例如将抗生素用于抗病毒治疗）或用于自我调节疾病时。

• 屈服于患者的压力而导致处方不当。

• 患者未能完成规定的疗程，从而失去疗效并产生耐药性。

英国国家卫生与护理卓越研究所（National Institute for Health and Care Excellence, NICE）于 2015 年发布了《抗生素管理指南》（*Antibiotic Stewardship*）。其目的是改变处方实践，并向公众提供信息。护士作为护理实践者不仅有责任遵守指南，还可以就遇到的不良做法与医疗处方提供者进行讨论。护士的另一个职责是向患者和公众讲解相关风险。

在我们已经探讨了公共卫生的一个重要组成部分——传染性疾病之后，我们现在将回到之前提到过但未深入探讨的疾病监测话题。在解释什么是公共卫生时，我们提到当前的白皮书《健康生活，健康人群》（*Healthy Lives，Healthy People*）（DH，2010b）包括 "解决导致不良健康的更广泛因素"，随后在实践活动 6.2 中注意到了 "社会阶层或收入水平" 导致的疾病分布差异。这些都涉及由社会而不是生理因素导致的谁更容易患病的问题。

九、健康方面的不平等现象

概念总结：健康不平等。

自《黑皮书》（*Black Report*）（DH，1980）发布以来，社会阶层对健康的影响就已经被认识到了。社会经济地位低下（尤其是贫困）导致疾病水平不成比例地提高。这一点在 1988 年怀特海德（Whitehead）的研究中得到了证实。尽管保守党忽视或否认了这个问题，但在 1998 至 2010 年间，工党政府强调了这个问题。1998 年，工党政府委托编写了《阿切森报告》（*Acheson Report*），再次强调了贫困和其他社会劣势对健康的影响。

目前健康不平等现象参考了马默特（Marmot，2010）的审查报告，该报告提出了六项政策目标：

- 让每个孩子都有一个最好的人生起点；
- 使所有儿童、青少年和成年人都能最大限度地发挥自己的能力，掌控自己的生活；
- 为所有人创造公平就业和良好的工作环境；
- 确保人人享有健康的生活水平；
- 创造并发展健康且可持续的场所、社区；
- 加强疾病预防的力度。

英国承认并致力于解决健康不平等问题的历史可以追溯到 1980 年的《黑皮书》，该报告展示了为解决这些问题所进行的长期斗争。

健康不平等仍是当今政府的一项重要议程。个人和社区健康在很大程度上受到社会和环境条件的影响；如今，英国存在贫困、住房条件差、教育程度低、就业率低和社会弱势等问题，公共卫生领域一直在努力减少这些不平等现象。

公共卫生和其他卫生专业人员与房产、教育和就业等其他部门合作，努力改善那些可能使人们陷入弱势循环，从而导致不良健康的社会、经济和环境状况。改善健康不能仅依赖物理预防措施（如免疫接种）和健康教育；更重要的是，人们需要处于更有利的环境中，才会更有可能获得良好的健康。

情境：健康状况不佳的原因是什么？

现年 14 岁的柯南·史密斯（Conan Smith）是个流浪儿，是迈克尔（Michael）和道恩（Dawn）夫妇的七个孩子之一，他们居住在两个农场之间的宽阔路边的房车营地。每当水果采摘的季节，他和他的兄弟以及父亲都会在农场做临时工。他的母亲和最年长的姐姐则会照看面包车和年幼的孩子。孩子们都没有上学。

前几天，柯南在驾驶拖拉机时发生了意外，小腿胫骨处严重撕裂。他并没有去医院，现在已经严重感染，出现了发热、食欲不振、脱水的症状。

柯南健康状况不佳的原因是什么？

思考柯南健康问题的情况。他的家庭背景：教育水平低、住房条件差、收入低以及对医疗服务的利用不足，这些都导致游民群体在健康机会上存在不平等。但必须认识到，在大多数游民社区中，很少有家庭和儿童卫生问题被视为问题。这得益于社区的卫生文化——房车非常干净，孩子们也受到关爱和照顾。柯南一家的卫生问题是由于他们被迫使用的营地缺乏厕所设施和稳定的供水。当地居民对这些社区的歧视增加了暴力、家庭纠纷和犯罪的可能性。

孩子们被期望快速长大，通常11或12岁就离开学校，与成年人一起工作，16岁结婚成家。尤其是男孩，他们被期望坚强、外向、保护家人，不可过于柔弱或需要帮助。这些社区在健康饮食方面存在问题，摄入水果和蔬菜较少，这对生长和康复都不利。人们对医疗专业人员和服务以及所提供的护理不信任。

从卫生角度看，医院被认为不够干净，因为身体清洗和食物供应没有进行严格区分。接种疫苗（例如柯南的破伤风疫苗）也不被信任，伤口上的敷料也被认为并不干净。

卫生服务的提供并未针对游民社区而进行调整。例如，人们预期留在一个地方接受后续治疗。学校会提供健康检查，但游民儿童由于频繁搬家和过早辍学而错过。对这些社区进行健康教育至关重要，但必须符合其需求，例如，由于阅读能力普遍较差，因此，发宣传册并不管用。进行合适的、具有一定文化敏感性的外展项目可能是解决之道。

那么，你能从柯南的情境中看出社会、文化、经济以及环境因素是如何影响健康的吗？

十、公共卫生监管

政府和地方政府（通过附则）利用公共卫生方面的法律、政策和法规来管控所有人的健康环境。这方面的例子有很多，如安全带法规、禁烟令、控制娱乐性毒品的法律以及针对城镇中心行为的地方性法规。监管（政策）往往涉及经济方面的考虑，以及对税收和商业利益的影响。以这种方式管控人们的行为确实存在道德问题，而法规并不擅长教育其意图控制的人群。

例如，英国联合政府上台之初就打算对两种特殊行为进行监管：

• 香烟采用普通包装（白底黑字，无标识）；

• 酒类实行最低单价（不允许低价销售）。

这两个想法都经过了详细讨论，并得到了包括皇家护理学院在内的卫生专业人员的支持。2013 年春，政府以缺乏有效性证据为由收回了该计划，而一些人认为，这来自烟酒行业施加的压力。有些人认为，这样的法规将有助于保护健康，但也有人认为，这样的规定缺乏教育元素，可能会导致相应消费者的污名化。考虑将法规应用于其他产品的想法，例如垃圾食品的普通包装和日光浴床的最低定价，或许可以使用类似的观点。

在同一届议会中通过的一项法规是在食品上建立统一的营养标签系统。之前曾提出过交通灯系统的方案，但由于食品行业和零售超市对其接受程度不一致而未能成功。2013 年引入了一种更为详细且易于解读的标准化标签。这种新标签方式不再将包装（餐食或零食）作为一个整体来标注，而是将脂肪、盐和糖的含量分别标注。这使得消费者能够更轻松地判断包装中的脂肪、盐和糖是否为高（红色）、中（琥珀色）或低（绿色）含量，并附上相应的百分比。这些前包装标签为消费者提供了更直观、更实用的信息，帮助他们做出更健康的选择。

最近，政府在保护公共健康方面对烟酒消费进行了进一步的监管。政府同意从 2016 年 5 月起对香烟实行了简易（或标准化）包装。包装上不显示任何品牌颜色或标识，只标明品牌，并用文字和图片证明吸烟的危害。此外，还制定了关于保护儿童免受二手烟危害的新法规。驾驶员或乘客在载 18 岁以下儿童的车辆内吸烟被视为违法行为。议会已于 2016 年夏天讨论过酒类的最低单价，但迄今为止尚未制定任何法规，而脱离欧盟的决定使这一问题变得更加复杂。

为了防止肥胖和相关的健康风险，是否应控制对糖的摄入量就成了关键问题。政府已对证据进行了审查，这些证据表明采取一些措施可以减少糖的消费，包括控制商店和餐馆的价格、禁止向儿童做广告以及对食品和饮料的含糖量进行监管。目前的建议是，糖的摄入量不超过每日卡路里摄入量的 5%（1991 年起以前为 10%），即每天 30 克。2016 年推出了一项新的教育活动，鼓励家长"明智用糖"，控制孩子的糖摄入量。然而，承诺的儿童肥胖战略却几度推迟，这引发了人们的猜测，认为是食品行业进行了公关。在 2016 年的预算中，政府会针对含糖量超过 5% 的饮料征税。一些公共卫生活动人士认为这一举措不够充分，而且令人困惑，例如，含糖奶制饮料被排除在外的理由是牛奶营养丰富。此后，《儿童肥胖症战略》（*Childhood Obesity Strategy*）终于发布（HM Government，2016），但却遭到了很多批评。批评者宣称该战略令人尴尬，错失了实现真正改变的机会，因为它未能禁止降价销售垃圾食品，也未能限制针对儿童的高盐、高脂、高糖食品广告。

另外，通过公共卫生措施来改善健康状况也会引发一些道德问题，即如何使人们改变自己的行为。例如，禁止在封闭的公共场所吸烟会在一定程度上降低吸烟者的选择权，促使他们有机会选择不吸烟。

概念总结：公共卫生监管的伦理规范。

规范健康行为是否会剥夺自主权？请思考以下例子：

• 强制推行校餐；

• 限制酒类销售；

• 在学校禁止销售含糖饮料；

• 要求儿童接种疫苗；

• 将随地吐痰列为刑事犯罪；

• 对供水进行氟化处理；

• 禁止播放针对儿童的零食广告。

显然，这些（有些是实际的，有些是拟议的）法规意味着政府正在替人们做决定。那么，这是否可以被认为是政府的善行呢？或许是，因为这种监管是出于好意，无论人们是否喜欢！然而，如果一项法规不基于充分的证据，那么这一观点就站不住脚，可能导致政府失信。

那么对于非伤害原则呢？一些法规是否可以被视为无害？一方面，食品标签也许是一个有益无害的法规范例，它并没有剥夺人们的自主选择权。另一方面，要求生产商降低食品中的盐分、脂肪和糖的含量不会造成任何损害，或许还能带来一些好处，但这却剥夺了人们的选择权（同时也不会教育人们）。

作为一项伦理原则，公正在公共卫生监管方面得到了很好的体现，因为每个人都将受到同等对待。如果监管条例规定不允许在街上饮酒，那么任何人都不能在街上饮酒，这对所有人来说都会更安全。只要一项法规不为社会弱势群体的生活带来困难，那么它就可能是公正的。反之亦然，对于那些被认为在健康方面存在不平等的人来说，一项法规可以增加他们的机会。如果每个人都能以可控的低价购买新鲜水果，那么低收入者就会受益。或者我们是否希望高收入者付出更多？

护士需要了解国家和地方的公共卫生法规，以便回答患者的问题，并在法律框架内提供优质的护理实践。通过媒体及时了解健康新闻，通过设置电子新闻提醒、阅读报纸和收看电视新闻以获取健康信息。

章节概要

本章探讨了公共卫生的含义以及护士在广泛的公共卫生领域中的作用，有助于护士对公共卫生组织和专业人员的职能有更清晰的了解。本章的重点是传染病护理，目的是解释和帮助理解护理角色，因为它并不是护士们每天都会遇到的护理情境。本章还介绍了健康方面的不平等现象，以帮助全面了解导致健康不平等的整体图景。本章还探讨了通过制定法规来控制健康行为的一些道德观点。在继续护理患者的过程中，可以反思导致他们需要护理的社会、经济和环境因素。

实践活动的参考提纲

实践活动6.4　沟通交流（第153页）

疫苗接种后，沃特金斯先生可能会在某天感到身体不适，但不会导致他患上流感。当免疫系统对疫苗产生反应时，他的体温可能会略有升高，可能会因此感到困倦，没有胃口。另外，注射部位可能会有轻微疼痛。任何其他更加严重的症状，必须向医生报告，因为这表示在接种疫苗的同时，他可能已经感染了其他病原体。

他需要明白，与其冒着得流感的风险，还不如做好防护，因为流感可能是一种严重的疾病，特殊情况下会夺去易感人群的生命。每年提供的疫苗都是针对当年疫情预测的最佳疫苗。

最后，告知他，如果在预约（咨询）时发热或感染，必须取消预约或在到达预约地点时告知护士。当他的免疫系统正在抵抗另一种感染时，不应该进行免疫接种，因为他可能会病得更重——即使在这种情况下，接种者也不会因为接种疫苗而感染流感。

另外，你必须确保沃特金斯先生不会因为接受癌症化疗、器官移植或感染艾滋病病毒而导致免疫缺陷。这也就意味着他只能在专科医生的指导下接种流感疫苗。

拓展阅读

Coles，L and Porter，E（eds）（2009）*Public Health Skills*：*A Practical Guide for Nurses and Public Health Practitioners*. Oxford：Blackwell.
这是一本编汇而成的书，各章作者全面阐述了改善社区健康的一系列技能。

第 7 章
健康促进的实践管理

译者：张炜，王翱祥

基于《预注册护士的教育标准》，本章将讨论以下能力：

领域 1：专业价值观

5. 所有护士都必须充分了解护士的各种角色、责任和职能，并调整实践，以满足个人、团体、社区和群体不断变化的需求。

领域 4：领导力、管理及团队合作

7. 所有护士必须跨越职业和机构的界限有效工作，积极参与并尊重他人，在以人为本的整体护理中作出贡献。护士必须知道何时以及如何与其他专业人员和机构进行沟通和转介，以尊重服务使用者和其他人的选择，促进共享决策，取得积极的结果，并协助服务和机构内部及其之间的平稳、有效过渡。

本章将讨论以下基本技能群：

技能组群：护理的组织方面

14. 人们可以信任新注册的毕业护士成为多学科或多机构团队中自主自信的一员，并能激发他人的信心。

到第二个进展阶段时：

3. 重视他人在团队中的角色和责任，并进行适当的互动。

到登记注册时：

6. 积极与他人协商和探讨解决方案，以加强护理工作。

7. 在多学科团队中挑战自我。

8. 在团队中发挥有效作用，并在适当时候发挥领导力作用。

9. 在决策、行动和支持他人方面发挥有效的榜样作用。

10. 与其他专业人士合作或独立开展工作，以实现对公众最有利的目标。

章节目标

通过本章学习，你将能够：

1. 讨论基于环境的健康促进概念；

2. 识别健康促进实践的技能；

3. 讨论健康促进活动的计划、实施和评估过程；

4. 重视在健康促进中可能存在的广泛合作伙伴。

一、引言

在 21 世纪，护士作为健康促进者，需要发展一系列健康促进实践，这种实践应包含健康的更广泛背景，其中包括第 1 章和第 6 章所讨论的生理、心理、社会经济和环境层面的健康。

为了管理这一实践，护士需要采用系统的、有条理的方法来实现健康促进，而这种方法要超越英国国家医疗服务体系保险制度的界限。这意味着护士必须改变实践重点，不能只考虑患者，也要考虑健康人群。开展健康促进活动，不能只关注医院环境中的患者，更要考虑所服务社区中的全体居民，以及如何促进他们的健康，使他们在自己的生活和工作环境中能够持续发展。世界卫生组织（1986）认为，人们需要的健康促进环境是生活、工作、娱乐、学习、旅行和恋爱等所有真实存在的环境。护士是否可以参与到所有环境中？本章将探讨在何处以及如何规划健康促进工作，以及谁可以与护士合作，着眼于护士在医院、社区规划和管理高质量健康促进工作所需的技能。

二、护理实践中的健康环境

世界卫生组织主张，健康促进必须在不同的环境中进行，这些环境被称为"健康环境"，即健康学校、健康大学、健康医院、健康工作场所和健康社区等。总体目标是针对处于不同生命阶段的全体人群，例如学校中的儿童、工作场所中的成年人以及社区中的老年人。

护士可以在各种不同的环境中工作，以促进健康和积极地应对身体状况。

概念总结：护士的健康促进场景。

•NHS：英国国家医疗服务体系医院信托基金（成人护士、心理健康护士、儿童护士）。

•NHS：当地社区卫生组织（执业护士、健康访视员、乡村护士、精神病社区护士和学习障碍社区护士）。

•新领域：护士作为委托服务的一部分，为地方政府从事性健康、戒烟和成年人健康检查工作。

•地方教育：学校、学院、大学（学校护士、职业健康护士）。

•地方当局的社会护理：养老院、庇护所和疗养院（成人护士、精神疾病护士、学习障碍护士）。

•地方当局与志愿服务部门：社区、住宅区、城镇中心、社区中心、宗教中心（健康访视员、社区护士、各专业的护士）。

•私营部门：私立医院、汽车制造和百货商店等工作场所（职业健康护士、各专业的护士）。

•监狱（成人护士、心理健康护士）。

在这样的场所中，护士有机会开展适合整个环境的健康促进活动，而不仅仅是针对某个健康主题的特定目标群体。任何一个场所都可以开展面向每个人（工人、访客、学生、患者、当地家庭）的健康促进活动，这些健康促进主题只要与护士所服务的人群和实践领域相关即可，如冠心病和癌症预防、吸烟、健康饮食、预防意外伤害、成瘾行为、预防抑郁症等。这与特殊群体和主题（例如青少年怀孕项目）的方法不同。

场所的确定取决于其地理位置和资助服务提供的部门。世界卫生组织（1998）认为，环境是人们从事工作、学习、娱乐和恋爱等日常活动的场所。护士可以认同这一环境概念，因为它与日常生活活动的原则相呼应，为护理实践提供了熟悉的框架。除了日常活动，护士还需要考虑物理环境和基础设施以及人们的个人因素，正是这些因素的相互作用，创造并影响着健康和福祉。这意味着，作为健康促进者，护士必须将人们（包括患者）视为其所生活的社会经济环境的一部分，并考虑这种环境如何影响他们的健康（参见第 6 章）。需要仔细研究哪种健康促进实践框架最适合你将要实施健康促进干预的环境，例如，你可以使用行为改变方法或赋能方法（参见第 2 章和第 5 章）。

因此，从健康促进的角度来看，各国政府在其健康政策中广泛使用健康环境的概念以促进健康，通过贴近问题根源来有效解决健康相关问题；通过认识到社会、物理和经济环境是人们健康的组成部分来实现。

2016 年，英国新的"引领变革，增添价值"（*Leading Change，Adding Value*）护理框架（Cummings，2016）宣布的一项承诺是：护士在工作中超越传统界限，进入"基于地点"（即各种环境）的工作，以改善社区健康。

健康促进实践中的健康环境方法建立在世界卫生组织的许多宪章和宣言之上（参见第 1 章），例如《渥太华宪章》（WHO，1986）、《松兹瓦尔宣言》（*Sundsvall Statement*）（WHO，1991）、《雅加达宣言》（*Jakarta Declaration*）（WHO，1997）和《曼谷宪章》（*Bangkok Charter*）（WHO，2005）。所有这些宪章和宣言都采用环境方法作为健康促进实践前进方向的催化剂。它们强调了环境在制定和实施全面健康促进战略以改善人们的健康状况和生活质量方面的重要性；同时也强调，健康促进和幸福需要创造有利的环境，这些环境不仅包括医疗保健场所，还包括家庭、工作和娱乐场所等。它们敦促各国政府投资提供健康促进的环境基础设施。在英国，这已具体表现为健康医院、健康大学、健康学校、健康工作场所和健康社区等形式。

"健康城市"（Healthy Cities）（WHO，1978）提供了实施健康设置方法的蓝图，以实现健康收益。"健康城市"计划采用基于社会模型的健康促进干预措施，以满足人们所感知和更高层级的健康需求（感知需求、表达需求和比较需求），而不是基于专业人员决定的"规范"健康需求。该计划关注由人们确定的变革优先事项，并承认人们的行为受其生活环境的结构性因素的影响。

然而，作为一名健康促进者，护士必须意识到，不同的机构在组织结构、使命宣言中体现的意识形态、文化和规模等方面存在着很大差异。例如，医院具有正式的、等级森严的制度文化，而养老院的文化可能更非正式且结构更线性。还需要注意的是，属于同一部门的场所之间的社会背景也存在差异，例如，市区内的学校与农村地区的学校具有固有的不同社会背景。这些差异和人们生活环境的复杂性非常重要，在计划和实施健康促进干预措施时需要牢记这些因素。健康促进活动必须与目标群体相关，并为其量身定制。

案例研究：不同目标群体的不同需求和文化

瑞恩（Ryan）护士是性与生殖健康专家，专业方向是计划生育实践。她受邀在当地两所综合学校开展性教育课程。这两所学校的社会和文化背景各不相同。学校 A 位于当地最贫穷的地区，有着高度多元的外来居民，而学校 B 则位于当地最富裕的地区，主要为当地居民。

瑞恩为两节课准备了相同的内容。在授课当天，她采用了以学生为中心的方法。两节课的互动性都很强，她觉得学生们收获很大。不过，她注意到两所学校学生的讨论重点有所不同，且两所学校学生感兴趣的事也不同。

学校 A 的学生希望更多地了解生育方面的知识，因为他们渴望生孩子，并对亲密关系抱有非常浪漫的想法。许多年轻女孩认为做

> 母亲是她们的出路，因为她们不太想继续接受教育。
>
> 学校 B 的学生非常渴望了解避孕知识以及避孕服务的效果和提供情况。他们雄心勃勃，渴望追求更高的学业。
>
> 然而，两组学生都提出了类似的问题，例如隐私问题和所在地区是否有青少年诊所。

本案例强调，护士必须调整自己的实践，以满足目标群体的需求和环境的文化多样性。文化可以被视为一个人身份不可分割的一部分，其形成受到不同因素的影响，如国籍、种族、民族、性别、社会阶层、宗教和语言。文化影响着我们思维、沟通、与他人互动和建立关系的方式。它是塑造我们的价值观、信仰体系和行为方式的强大力量。无论人们的文化背景或语言能力如何，护士都必须具备相当的文化能力，以提供高质量的健康促进护理服务，从而促进公平和健康行为，改善健康结局。世界卫生组织、欧盟和英国政府在其指导方针、卫生和社会保健政策以及战略中均强调在实践中培养文化能力的重要性。NMC 也做出响应，将文化能力纳入护理课程。但在医疗保健领域，文化能力仍然是一个具有挑战性的问题。如今，医护人员对英国多元文化的健康需求更加具有文化敏感性；然而，由于语言障碍以及对健康的不同看法和对治疗的不同期望，少数族裔患者仍然难以获得适当的医疗服务（参见第 3 章关于筛查的内容）。政策制定者、医疗服务提供者和医疗系统需要整合多元文化的方法，以满足英国不断变化的多元文化人口的健康需求。

护士可以通过培养以下方面的意愿和动力来实现健康促进实践中的文化能力。

• **文化意识**：通过反思，护士需要认识并掌握自我意识对与自己背景不同的人的偏见、假设和成见的影响。自我意识能对组织和提供无偏见、反歧视的健康促进实践提供帮助。

• **文化知识**：努力获取和拓展文化知识，以加强对不同文化价值和信仰、习俗和健康观念的理解。消化这些知识并将其融入实践，可以确保实践符合不同文化人群的情感需求。例如，利用戏剧或舞蹈作为健康教育媒介，以提高亚洲妇女对乳腺健康的认识。

- **文化技能**：在考虑提供健康促进服务时（如镰状细胞筛查和遗传咨询），能够搜集基于证据的文化流行病学和人口统计学数据；以及能够进行符合文化的健康评估和进行敏感的临床检查（如营养健康教育或为有宗教信仰的妇女进行宫颈筛查）。

- **文化交流**：通过鼓励融合而非隔离，促进参与多元文化体育活动项目，进行跨文化互动。

总之，护士要带头改善整体人口的健康状况，而不只是针对病患。有必要培养管理健康促进实践的技能，建立网络并形成伙伴关系（参见第 1 章）。这意味着，作为一名健康促进者，护士需要扩大活动范围，并重新考虑实践性质。

三、英国国家医疗服务体系中的健康促进实践：医院和社区

英国国家医疗服务系统医院信托基金和英国国家医疗服务系统地方社区卫生服务机构在提供健康促进服务方面处于有利地位，因为它们掌握专业技能和目标群体（医务人员、患者和访客）。医务人员通常受到公众的尊重和重视，因此他们被视为健康信息和咨询的可靠来源。

目前，在英国国家医疗服务系统工作的大多数护士都参与到健康促进活动中，其重点是解决个别患者提出的健康问题，因此他们的健康促进实践重点是围绕疾病预防和疾病管理展开的。这些活动是护理计划文件的一部分，主要以三级预防（治疗和康复）、健康咨询（参见第 1 章和第 4 章）和行为改变（参见第 2 章）

的形式开展。

　　或许有人认为，三级预防更契合在医院环境中工作的护士所进行的健康促进工作，而非在初级护理环境中工作的护士。与医院护士相比，基层医疗机构护士的健康促进活动范围更广，例如，他们参与疫苗接种和免疫接种计划等初级预防工作，以及筛查、健康体检和旅行健康服务等二级预防工作。然而，英国国家医疗服务体系的两个部门都需要提供健康建议和行为变革。

　　在英国国家医疗服务体系卫生保健环境中工作的护士会遇到许多限制健康促进活动的竞争因素，例如临床和护理管理问题、人员水平和工作负担。因此，健康促进活动往往是非计划性和机会性的，这种活动可能是有效的，但如果能将健康促进活动纳入护理组织和护理服务中，或将取得更大的成效。

　　一个医院或社区护理机构是否致力于改进和维护良好的健康促进实践，在很大程度上取决于其高级护士的愿景和技能。例如，你可能会看到一些地区正在开展以下工作：

　　• 制订健康活动日程表，如乳腺癌意识月、无烟日、人类免疫缺陷病毒 / 艾滋病和性健康周等，这些健康活动旨在鼓励人们保持健康并改变行为；

　　• 为员工、来访者和患者提供与本专业健康主题相关的健康宣传手册；

　　• 确保每位患者都能接受标准化的健康教育计划，并将其记录在护理"套餐"中；

　　• 指定一名合格的护士作为"健康促进护士"，负责协调各项活动，并让其他所有人都了解这一需求。

　　一名合格的护士，需要成为推动和发展受国家和国际健康战略驱动的 NHS 实践变革的催化剂。如果你所工作的卫生服务机构没有强有力的、可持续的健康促进实践，请大胆地提出改进建议。可以从一个小区域或从一个主题和护理小组开始，但要勇于尝试！

　　然而，我们必须承认，要做到这一点，护士需要培养管理健康促进项目的能力和技能，成为一名自信的、知识渊博的、具有健康促进专业知识的从业人员，一名政治参与者，一名有影响力的组织决策积极参与者。目前，护士被视为基层

（微观）层面的"行动者"，而不是变革的发起者，也不是更高组织（宏观）层面决策的积极参与者。作为一名护士，你需要在健康促进实践中肯定自己的领导力地位，并掌握谈判技巧，以获得组织管理层的资金支持，并开展合作行动。规划、实施和评估必须成为微观或宏观层面上管理健康促进实践的指导力量。

在任何环境中管理健康促进实践都需要多种技能。其中一些技能可以从护理实践中迁移，例如跨专业工作、沟通、计划、实施和评估实践，实践活动 7.1 有助于更好地理解。

实践活动 7.1　评判性思考和反思

你在一家家庭医生诊所工作，这是你临床经验的一部分。与当地医院合作的该诊所，从社区卫生组织获得资金，并共同开展了一个为期三年的项目，旨在改善当地有精神健康问题的人们的生活质量。你的指定导师特蕾莎（Theresa）负责制订该计划。特蕾莎决定将目标群体定为那些失业并且已知有精神健康问题风险的人。特蕾莎的目标是：

- 建立一个支持小组，使他们能够面对和解决个人问题；
- 建立一个交通便利的救助中心。

当特蕾莎与你讨论拟议的发展计划时，你表示了兴趣并自愿在计划的开展过程中跟随其行动。现在，请列出你认为特蕾莎在计划过程中会用到的技能。

本章末尾提供了参考提纲。

在对活动进行反思时，你可能已经从自己的护理实践或以往的经验活动中发现了一些可使用的技能。然而，在将它们转化为适用于这一环境的健康促进实践，以及作为患者的支持者、调解者和倡导者角色时，你可能会遇到一些困难。

2004 年，"健康技能"组织被委托制订一份公共卫生专业人员和从业人员技能清单。专业人员是负责地方和国家公共卫生的专业人士，他们负责管理地方公共卫生和应对紧急情况（参见第 6 章）。公共卫生从业人员可以来自各种专业，他们的主要工作是改善健康。自最初列出技能清单以来，该清单已经进行了多次修订和扩展。在"健康职业"网站上，你可以找到一份详细的技能和知识清单，帮助你识别自己的发展方向。这里提供的是一个简短版本，供你现在参考。你可能希望在阅读完第 8 章关于保持技能更新的内容后，再回头查阅这一部分。

概念总结：公共卫生技能和知识。

1. 人口健康和福祉的监测与评估。

• 能够理解如何收集、解释和利用健康数据，以评估人群和社区的健康需求。

2. 评估干预、项目和服务对改善人口健康和福祉的证据有效性。

• 查阅文献并评估证据。

3. 政策和战略制定，在评估文化中发展质量和风险管理。

• 解释地方和国家政策、指南等，并在实践中执行。

4. 领导力和协同工作，以促进健康与福祉。

• 认识到与个人和组织合作开展健康促进工作（跨专业、跨机构和跨部门）是复杂而有效的。

5. 提高健康水平的学习。

• 如何提供适合公众和社区的健康信息，并帮助他们改变健康行为。

6. 健康保护。

• 识别健康风险，减少健康不平等。

7. 公共卫生信息。

• 解释健康统计数据和信息。

与护理实践一样，你需要考虑如何寻找健康促进中的优质实践证据，这将指导你的实践，并可在不同环境中使用。例如，假设你计划实施《国家糖尿病服务框架》（*National Service Framework for Diabetes*）（DH，2001），以保障糖尿病患者的健康饮水。首先，你需要进行文献综述，以确定类似项目的有效性，并审查其他人如何设立这些项目。其次，可能还需要使用流行病学证据来支持和证明你所在环境中开展此类项目的必要性。良好的信息技术技能和文献检索能力至关重要。使用不同的数据库作为资料来源，例如医学文献数据库、Cochrane 系统性综述数据库、DARE 效果综述摘要数据库和 EPPI-Centre 的健康促进效果综述数据库。

阅读完收集到的文献后，接下来需要对材料进行评判性分析，并考虑选择适用于自己环境的健康促进干预措施。然而许多护士发现分析阅读材料（文献）有困难。要攻克这一点，一个简单的方法就是保持好奇心，经常问自己：这对我的实践意味着什么？对我的实践有什么影响？通过解读材料内容的含义，并根据质量、相关性、适用性和对实践的影响做出判断。

确定健康需求可以帮助确定健康促进的优先事项，鼓励患者参与，继而开展以患者为中心的健康促进实践。因此，护士必须了解需求层次。布拉德肖（Bradshaw）分类法（Bradshaw，1972）提供了一个有用的需求分类，可用于指导实践。

概念总结：布拉德肖需求分类法。

1. 规范性需求。规范性需求是由专业人员确定的需求，例如，作为一名护士，你决定糖尿病患者需要接受足部护理的健康教育。这种需求代表了专业判断，而不代表患者的意愿。这是一种自上而下的方法，没有考虑到患者的个人情况或因素，这些因素可能与他们的糖尿病相互作用，影响其整体健康和幸福感。健康促进采取提供信息的形式，可能会降低患者的依从性。

2. 感知需求。感知需求是指患者实际上想要的需求。就糖尿病患者而言，他们可能希望获得更好的服务并更容易接触到足病医生。这种方法允许自下而上的方式，并且护士可以充当中介来改善该环境中的足病医生服务。然而，护士需要意识到感知需求是基于个人的感知，患者可能并不真正了解实际可用的足病医生服务，因此护士需要提供有关服务的咨询和可用的信息。

3. 表达需求。表达需求是指将感知需求转化为行动，并因此成为一种需求。例如，糖尿病患者抱怨在他们所在地区看足病医生的等待时间过长。需要注意，通常表达需求的患者代表的是能够表达自己需求的和有能力发声的患者。也就是说，存在这样的风险，即最需要帮助的人可能不会表达自己的需求，从而导致健康不平等现象的持续存在。

4. 比较需求。当一组糖尿病患者在足部护理方面没有接受任何健康促进活动，而另一组患者在特征和环境相似的情况下接受了关于糖尿病足部护理的健康促进活动时，就会出现比较需求。也就是说，根据居住地的不同，患者可能有或没有接触某些治疗，例如英国 NHS 提供的生育治疗。

对健康需求进行娴熟的评估、清晰的理解和正确的解读，使护士作为健康促进者，能够代表环境中人群实际健康需求以确定健康优先事项，也可以规划适当的、相关的干预措施，以确保实践的成功并取得积极成果。在英国国家医疗服务系统的医院病房或当地社区卫生环境中，规范性需求通常指导大多数健康促进活动，而感知和表达需求通常将成为社区发展的引导力，采用与社区合作的形式开展。

护士需要在识别利益相关者的观点方面具备一定技巧。他们是健康促进项目中的既得利益者（如管理人员或预算负责人），他们希望影响你的健康促进实践的"内容和方式"。有必要关注他们的意见，因为他们手握权力，但前提是确保他们的意见不会损害实践水平和总体目标。要做到这一点，需要非常娴熟的谈判技巧。

护士还需要考虑项目的目标群体，即项目的受益者。需要关注他们的价值观、信仰、行为模型、习俗和文化、愿望和态度。健康促进实践必须考虑到所有这些因素，才能被目标群体所接受。这意味着要关注利益相关者和目标群体之间的利益冲突，以及这些潜在的紧张关系将如何影响特定环境中的具体实践。护士需要自信、果断、有自尊，并且成为一名有效的沟通者和顾问。

此外，护士需要对沟通过程的理论框架有清晰的理解，并评价其优点（参见第 2 章和第 4 章）。这将使你能够使用不同的方法来支持人们，并通过促进增强健康关系、提高自尊和改善自我概念来促进变革（参见第 1 章和第 2 章）。通过使用正确的语言，并展示对他们个人环境的理解，将能够取得与他们的合作。他们将有动力参与决策，当遇到困难时，他们也会愿意寻求帮助。

实践的成功取决于管理技能，护士需要运用各种管理技能来发展健康促进实践。

• 需要有能力管理变革，例如，从目前没有计划、资源不足的情况转变为正式、有条理、组织良好的实践。

• 必须具备外交手腕，让同事参与决策过程，争取到他们的合作，并注意不要疏远他们。

• 协调和团队合作建设技能至关重要。因为健康促进实践涉及与来自不同领域和不同部门的人员合作。

• 时间管理技能非常重要，也非常难以实现。作为一名在繁忙环境中工作的护士，你需要参与各种工作，而所有这些角色都在占用你的时间。有必要制订切实可行的工作时间表，并确保遵守时间表。

• 使用一定的谈判技巧来寻求管理层的支持，并确保他们会给实践提供帮助。

• 为实践选择各种资源（人力和物力），并对其进行评判性审查。必须具备专业知识以确定其有效性、适当性和可获取性。考虑以下问题：它们是否使用适合目标群体的清晰语言？是否不带种族主义和性别歧视？在同意方面是否存在任何法律问题？其有效性的证据是什么？作者是谁？他们的资历和专业知识如何？他们是否会偏向任何一方的利益？（有关选择资源的更多详情，参见第 4 章）

• 健康促进者的角色还要求护士成为一名积极的联络者和有效的合作者。高质量的合作行动和有效的联络有助于成功、有效且高效地开展健康促进工作。这需要发展组织、社交、政治、人际、谈判和领导力技能。在 NHS 中，护士作为患者的代言人、调解人和赋能者，必须带头建立伙伴关系（参见第 1 章）。这种伙伴关系必须包括来自该机构多学科团队的专业人员，如医生、理疗师、管理人员、专科护士、社会工作者和健康促进专家以及制药公司等外部机构。

• 在 NHS 设置中，健康促进实践将涉及项目或计划的开发，该项目或计划以国家卫生政策为依据，因此由中央政府资助。通常，你可能参与地方倡议，因此，你必须从其他来源筹集额外资金。需要培养撰写提案和演讲的技能，以确保获取项目／活动的资金，并培养使用电子表格预算和监控成本的能力。

作为一名护士，你已经通过护理流程掌握了计划、实施和评估技能，并能将这些技能运用到健康促进实践中。

你需要重新定义自己的实践范围，从随机的、无计划的实践模型转变为深思熟虑的、有计划的实践，并以计划、实施和评估的理论原则为基础，从而确立自己的健康促进角色。人们经常批评健康促进工作缺乏评估。如今，在紧缩政策的经济环境下工作，护士不仅需要提供有效且高效的实践证据，还需要提供该健康促进实践对经济、社会和健康都有影响的证据。

四、项目规划

实践活动 7.2　评判性思考

作为一名毕业生，你是某急诊内科病房中负责健康促进的指定护士。病房负责人在一次病房会议上报告，入院统计数据显示，睾丸癌入院患者明显增加。会议期间，你建议在医院的主要区域组织一次健康活动，以提高员工、患者和家属对睾丸癌的认识，该建议得到了大家的一致同意。

思考如何计划、实施和评估这次健康活动。

本章末尾提供了参考提纲。

第 1 章提供了一些理论框架，例如坦纳希尔健康促进模型（1985）和修订版坦纳希尔健康促进模型（2009），其不仅有助于理解健康促进实践的性质和目的，还能够选择和使用模型中的教育、预防和政策以及适当的干预来改善患者的健康状况。但这些框架并不能提供一个明确的方向，指导"如何"来组织和管理实践。而项目规划流程在这方面很有帮助。流程包含各种定义明确的阶段，与护理程序（即计划、设定目标、实施和评估流程）相呼应。该流程提供了一系列相互关联、循环往复的线性阶段。这些阶段非常容易遵循，而且通过应用本节讨论的相关技能，有助于组织和管理个人的健康促进实践。

概念总结：项目规划过程。

1. 评估需求和优先事项。

2. 确定宗旨和目标。

3. 决定实现目的和目标的最佳方式。

4. 确定资源。

5. 计划评估方法。

6. 制订行动计划，包括细节、日期和分工。

7. 行动！实施计划，包括评估。

8. 为组织和实践编写一份报告。

上述步骤提供了一个实践的框架，组织护理工作是不可分割的一部分。它们能有效地将健康促进纳入护理实践。这一过程可应用于个案护理，因此"患者教育活动"可与护理过程并行运作。不过，作为独立项目开展规划的一种手段，它是一种系统的工作方法，因此，每当计划在实践中引入新举措时，它都会有所帮助。

案例研究：项目规划

（数字与上述概念摘要中的项目规划过程有关）。

阿米娜（Amina）是一名护士，在繁忙的急诊科（医院信托基金会）工作。她被要求加入多学科规划团队，致力于提高人们对酗酒的风险意识。之所以决定重点关注酗酒问题，是因为与酗酒有关的入院率（交通事故和家庭事故、酒吧外的斗殴、公园里的性侵和家庭暴力）不断上升（1）。英国各地的急诊室都希望减少入院人数，并宣传滥用酒精的危害（2）。团队讨论以当地的商业街为目标，那里车水马龙，有三家酒吧、公园的主要入口和当地图书馆。人们认为，在熟悉的地方，他们会更容易接受过量饮酒会危害健康的信息（2）。

小组成员组成了一支小分队，计划在周五和周六晚上与警方联合开展工作（3），而阿米娜则建议与当地图书馆合作传达信息。她拜访了当地的图书馆员并与他们进行了交谈，讨论了设立展示架、利用计算机培训课程并安排公开活动的事项（3）。访问结束后，她在网上搜索可以提供帮助的组织，这些组织可能会参与活动或提供健康教育材料（4）。她还决定亲自制作一份传单，详细介绍饮酒过量与在当地急诊就医体验之间的联系。团队认为这是个好主意，每个人都想参与进来（4）。图书馆员建议，他们为公众举办的扫盲和计算机培训课程可以使用阿米娜找到的一些在线材料和印刷材料（4）。在调查过程中，阿米娜还联系了她的专业同事，他们同意在图书馆的展览和讲座等活动中提供帮助（4）。

为了评估图书馆计划的效果，阿米娜决定在展览和活动中发放简短的调查问卷并设置问卷收集箱。这样做的目的是了解人们认为哪些资料有用，他们是否还需要其他资料，以及他们是否将资料带回家阅读并传阅给家人（5）。阿米娜计划一个月后再去与图书馆员交谈，询问他们的意见（5）。在开始之前，阿米娜列出了自己要完成的任务时间表，包括访问图书馆、查找资源、设计评估问题以及确定展览和活动的可能日期（6）。其后她能够将实际计划的任务填入时间表，并记录下完成时间（7）。

最后，阿米娜设计了一份报告模板，与整个团队使用的效果指标相辅相成，包括参加人数和项目成本（8）。这份图书馆工作报告后来被纳入主要报告，提交给医院信托基金会和所有参与该计划的合作伙伴。

五、跨专业、跨机构和跨部门合作

护士并非唯一在其职责范围内进行健康促进的人群。其他医护人员都有责任教育患者，并为健康促进活动作出贡献。事实上，医院的卫生专业人员往往像医院的护士一样专注于教导患者，而社区专业人员的工作内容往往更为广泛。

"机构"一词是指存在于社区各个方面的不同组织。家庭医生诊所和与之合作的性健康诊所是英国国家医疗服务体系中的两个机构。结直肠专科护士和与之合作的"战胜肠癌"慈善机构也是两个机构。而这一次跨越了两个领域：公共机构（NHS）和志愿机构（慈善机构）。不同的医疗专业人员、不同的机构和不同的部门在一起工作时，都会有各自的主要职能和独立的工作方式。餐饮公司的主要职能是销售食品，那么他们会同意项目中提出的健康饮食建议吗？跨专业、跨机构、跨部门的潜在合作伙伴范围可能会很广，有时甚至很臃肿。合作伙伴的不同权力水平可能妨碍合作。然而，当合作伙伴关系有效时，就能形成一系列有用的专业知识和资源，并能成为推动变革的强大力量。实践活动 7.3 将引导你思考这一广泛的议题，并促使你深入思考在沟通、建立人际网络和团队管理方面所需的技能。

实践活动 7.3　团队合作

你正携手一名社区心理健康护士，共同投身于社区服务工作。该护士决定在当地社区中心举办一场提高健康意识的活动。当地被诊断患有抑郁症的儿童数量增加，尤其是生活在公认贫困地区家庭的孩子。当地居民文化水平参差不齐，其中一些对精神疾病，尤其是儿童精神疾病的了解和认知有限，对育儿技能了解的水平普遍较低。在与当地的全科医生团队进行非正式会议时，你被要求参与一次头脑风暴，讨论哪些人可以参与这个活动。

你有哪些跨健康专业、机构和领域的想法？

本章末尾提供了参考提纲。

通过合作进行健康促进可以扩大可能的帮助范围。这是一种既耗时又复杂的工作方式，但对于基于环境的方法而言，却是一种宝贵的经验，具有至关重要的作用。

章节概要

本章讨论了实践中的健康促进管理问题，并从健康环境、健康促进技能、项目规划和协同合作等方面进行了阐述。它可能超出了护生的角色和经验范畴，但旨在展示护士作为健康促进者角色的潜力。

实践活动的参考提纲

实践活动 7.1　评判性思考和反思（第 172 页）

特蕾莎将运用健康技能（Skills for Health，2004）规定的一系列技能，包括：

• 收集流行病学数据，以确定问题的规模，即该地区有多少失业人员，失业人员中精神健康问题的发生率是多少？

• 与失业人员和一些关键的医疗专业人员进行沟通，了解该项目并评估健康需求。

• 进行文献检索，寻找证据和最佳做法的范例。

• 了解当地的心理健康政策和心理健康设施。

• 评估项目所需的资源并确保获得资金支持。

• 建立一个或多个团队；确定和管理跨专业工作。

• 安排工作日程。

• 领导团队实现项目目标。

你可能已经注意到了其他技能，如沟通、信息技术、团队合作，或者一些诸如写作和规划等可转移技能。这项复杂的任务需要多种技能。

实践活动 7.2　评判性思考（第 177 页）

• 制订时间表，包括活动准备、确定日期、活动评估、撰写和发布。

• 与其他专业人员建立合作关系，他们可以为活动的组织作出贡献并参与其中（无论是医院内部还是外部），组织会议、商定任务、分工并为活动安排工作人员。

• 设定并商定活动目的和目标。

• 联系英国癌症和男性卫生组织，获取最新的健康信息和宣传材料，如海报、传单、视频、身体部位的模型和插图以及相关知识问答。

• 订购和审查资源；组织场地并思考展览布局。

• 完成有关场地和活动的健康与安全风险评估。

• 讨论如何贴近公众并与他们进行交流。

• 设计活动广告并进行推广。过程中需要邀请访客、患者和医务人员。

•计划当天活动的开始和结束时间，以及由谁来布置和清理。为每位工作人员安排任务和工作时间表，包括休息时间。

•记录参加活动的人数、他们领取的传单数量以及完成小测验的参与者数量。请大家写下对活动的看法。

•安排一次与合作伙伴的总结会议，了解他们对当天活动的感受。

•撰写活动评估报告，并在团队内外发布。

•在工作档案中添加一份完整记录。

实践活动 7.3　团队合作（第 180 页）

你可能有其他不同想法，但这里有几个潜在的合作伙伴：

•家庭医生诊所、执业护士、社会工作者和校园护士；

•当地社区和医院的心理健康服务者；

•青年工作者、学校辅导员以及相关的临床心理学家和精神病学家；

•英国皇家精神病学院、英国心理健康慈善机构、英国抑郁症协会、儿童帮助热线、心理健康基金会和抑郁症联盟；

•家长（或学校团体），以及一些已经康复的儿童；

•育儿技能教师和当地图书馆工作人员，以继续进行资源管理。

英国国家卫生与护理卓越研究所（NICE）于 2005 年制订了儿童和青少年抑郁症相关指南，并在 2013 年进行了更新。

拓展阅读

1. Coles，L and Porter，E（eds）（2009）*Public Health Skills：A Practical Guide for Nurses and Public Health Practitioners*. Oxford：Blackwell.
这是一本关于公共卫生技能的图书，其中阐释了一系列改善社区健康的方式方法。

2. Goodman，B and Clemow，R（2010）*Nursing and Collaborative Practice*. Exeter：Learning Matters.
这是一本关于协作和团队合作的好书。

3. Verzuh，E（1999）*The Fast Forward MBA in Project Management*. Chichester：Wiley.

这是一份全面和详细的指南，涵盖了在任何领域管理项目的技巧，并提供了很多组织有效团队和实现项目目标的思路与方法。

第 8 章
持续提升专业技能

译者：张炜，赵彤

基于《预注册护士的教育标准》，本章将讨论以下能力：

领域 1：专业价值观

7. 所有护士都有责任和义务通过持续的专业发展以保持他们的知识和技能的更新。他们必须通过评估、监督和评价来提高自己的能力表现，并增强护理的安全性和质量。

8. 所有护士必须独立实践，认识到自己的能力和知识的局限性。他们必须反思这些局限性，并在必要时寻求其他专业人士的建议或转诊。

本章将讨论以下基本技能群：

技能组群：护理的组织方面

12. 人们可以信任新注册的毕业护士，对他们的反馈和其他广泛信息来源做出回应，以学习、发展和改进服务。

到登记注册时：

8. 作为团队成员和团队领导者，积极寻求反馈意见并从中学习，以提升护理水平并增进自身及他人的专业发展水平。

14. 人们可以信任新注册的毕业护士成为多学科或多机构团队中独立自主且

充满自信的成员，并能激发他人的信心。

到第二个进展阶段时：

4. 反思自己的实践，并与团队其他成员讨论问题，以加强学习。

到登记注册时：

6. 积极与他人协商和探讨解决问题的方案和想法，以提升护理水平。

7. 在多专业团队中挑战自我和他人的实践。

章节目标

通过本章学习，你将能够：

1.确定英国护理与助产委员会（NMC）如何指导学生和注册护士的持续执业需求；

2.概述一些可以继续开展的活动，并更新公共卫生和健康促进实践所需要的技能；

3.描述如何在专业档案中记录健康促进的护理实践证据。

一、引言

本章重点介绍如何持续更新健康促进的护理实践技能，探讨 NMC 有关持续职业指导的重要性。本章也将对实现健康促进实践与时俱进的方式提出一些建议。同样重要的是，需要考虑护士如何从所从事的工作中收集证据，以及这些证据怎样进一步为专业实践提供支持。

二、培养健康促进的实践技能

目前，英国国家医疗服务体系正经历着巨大变革。护士正在学习新的技能，并在管理人们的健康和福祉方面发挥出更加积极的作用。作为一名健康促进护士，在工作中不断提升相关技能是一个充满挑战且需要付出努力的过程，但同时也会带来满足感和成就感。成为一名健康促进护士的最佳途径不是要求必须抽出额外的时间来"开展"健康促进工作；相反，应该采取一种实践方式，使健康促进工作植根于日常工作的目标、成果和环境中，同时鼓励其他人加入进来。例如，在工作场所的日常实践中会有一种感染控制的"文化"，同样，在同事中也发展出一种健康促进实践的"文化"。

日常实践中遇到的人都会期望护士能为他们提供护理和支持，解决他们当下的问题。他们还应该期望护士将这种帮助引向未来的健康促进实践，以支持他们未来的健康福祉。成为一名高效的健康促进护士，就像在所有实践领域一样，需要不断更新个人知识，并意识到我们为什么要这样做以及如何去做。

三、持续专业发展

持续保持技能的更新，以便学习和扩展实践知识，这是所有护士在他们的职业生涯中都应该做到的（NMC，2015）。NMC指出，护士所护理的人必须能够信任其能对他们的健康和福祉负责；此外，护士必须始终提供高水平的实践和护理。自2015年3月生效以来，NMC规范反映了护士生活和工作的环境，并包含四个主题：

- 以人为本；
- 有效实践；
- 维护安全；
- 促进专业精神和信任。

因此，护士必须花时间了解公共卫生和健康促进领域的新的发展和研究，以便对自己的实践有充分的了解。在大学学习期间，学校为学习和实践的目标进行规划和安排；将来作为一名合格的护士，你有责任自己学习和更新实践。如果你已经养成了良好的学习习惯，并定期留出时间进行知识更新和阅读，那么在成为合格护士后，你会发现更容易找到时间继续进行这样的专业发展活动。持续的专业发展对于向公众负责具有重要意义。从业者有权利获得具有适合他们实践领域的最新知识、技能和能力。本书建议护士可以在提供护理的任何地方解决患者的健康促进需求。此外，随着组织的发展和复杂性不断增加，要求从业者具有更广泛的技能。因此，护士必须随时准备好发展和拓展自己的健康促进技能。

四、思考健康促进

有效的公共卫生知识更新可能涉及个人学习的多项活动或个人学习内容，例如从战略层面认识公共卫生（参见第 3 章和第 6 章）。也可以在与患者的日常接触中更直接地学习（参见第 2 章和第 5 章）。无论在哪个层面，了解最新发展对于确保使用最佳的健康促进实践都至关重要（NMC，2015）。英国卫生部以及诸如 NHS 和 NICE 等组织都是公共卫生相关新闻的来源，还有一些组织如英国心脏基金会和英国糖尿病协会。可以经常查看这些网站上的近期新闻和更新内容，记住输入健康主题的详细信息，以获得最新的指南或更新内容。例如，可以查看 NHS 关于季节性流感的指南，或在官网查看英国皮肤科医师协会关于皮肤健康和日晒等全国性活动的最新指南。

在工作实践中，专业学习可能会迅速发展。建议护理学生运用反思技能，整理和分析自己的学习成果，以便为今后的实践提供参考。健康促进实践是这种学习曲线过程的一部分。对这一实践领域的信心来自尽可能多地接触各种情况，向患者及其家属学习，甚至可能自己作为消费者亲身体验医疗服务体系提供的医疗服务。可以通过思考坦纳希尔的健康促进实践模型来思考你的实践并进一步反思，以此构建反思性写作。此外，将新的准则主题纳入其中也是很好的做法。

概念总结。

示例 1：健康保护与持续执业的反思。

阅读并更新健康膳食指南。

作为一名护士，我理解这是确保我护理的患者在治疗期间和出院后能获得营养均衡的基本知识。

我会观察患者的饮食，确保他们明白什么是良好的饮食平衡。我可以在我的工作环境中推广膳食平衡的理念。

这与准则中的"有效实践"相关。

示例 2：预防疾病，反思实践。

我陪同一位患者去做乳腺 X 射线检查，并且观察了整个过程。

我对这一程序一无所知，无法向患者做出令人满意的解释，因此也无法为她做好准备或回答她的问题。

我觉得我让她失望了。

我从观察中学到了一些经验教训，我将了解更多关于这种检查造成的不适和无创程序的相关信息，以便在将来能够更好地为患者提供准备。

这与准则中的"促进职业素养和建立信任"相关。

示例 3：健康教育，对话反思。

我对一位最近被诊断出早期痴呆症的患者及其家人进行了入院评估。

我现在意识到其实人们对这种病症的了解很少，而且在这样的咨询之后，只能接收有限的信息。同时，我也感到自己的知识有限。

我将为患者和家属获取更多信息，并确保在学习需求的评估中不断更新。

这与准则中的"以患者为重"有关。

示例 4：健康保护，观察反思。

在一次初级护理会诊中，我注意到一位患者坚信自己因感冒而需服用抗生素。

听了医生的回答，我意识到，虽然我了解抗生素耐药性的问题，但由于没有阅读相关佐证材料，我无法给出明确的答复。

作为回应，我计划与患者交流，提高他们对抗生素耐药性的认识，并确保我的实践领域记录显示这一信息正在传递。我还将了解"抗生素守护者"计划。

这与准则中的"保护安全"有关。

上述示例只是关于如何构建个人健康促进实践反思性写作的简要概述。

实践活动 8.1　反思

• 你对自己发展健康促进的实践技能有多大信心？

回顾以往与患者接触的实践经验，健康促进实践可以成为一个特定的领域。

• 你计划采取哪些行动来提高健康促进的技能？

• 在阅读了第 1 章之后，你能解释什么是健康促进吗？

• 你现在是否了解健康促进如何融入更广泛的公共卫生领域（参见第 6 章）？

由于这项活动是基于你自身的技能发展，因此本章末尾没有提供参考提纲。

案例研究：反思实践经验和学习资源

汉娜（Hannah）在门诊部的实习经历非常愉快。她参加了很多门诊实践和其他学科的学习。她回想起糖尿病门诊的情景，与糖尿病专科护士、糖尿病学家、足病医师、营养师和验光师一同为 1 型和 2 型糖尿病患者提供护理服务。汉娜的导师鼓励她查看供患者使用的各种教材以及这些教材是如何促进患者学习的。汉娜记得，有些患者的智能手机上安装了一些应用程序。其中一个应用程序可以通过食物的分量测算碳水化合物含量。还有一个应用程序可以辅助计算胰岛素剂量。在讨论学习资源时，汉娜的导师指出，虽然智能手机上的一些健康应用程序确实可以在健康教育中发挥有益作用，而且潜力巨大，但英国老年群体和较不富裕的人拥有智能手机的比例较低，而正是这些人构成了在 NHS 接受治疗的大部分患者。汉娜反思道，她必须花时间探索 NHS Choices 健康应用程序库，因为那里可能有一些资源能帮助她更新和遵循健康主题。

五、保持拥有最新信息的方法

对护士而言，有必要了解当地实践是如何根据战略指导和规划产生的。工作实践中，你可能会发现自己不得不向患者解释这一情况，因为他可能会认为当地的做法是由你的同事们凭空想象出来的，而未意识到公共卫生是按照国家标准制定的事实。

保持拥有最新信息的一种方式是阅读，无论是纸质还是在线媒介。高质量的大型报刊可提供更详细、更有据可查的深度健康报道，而小报只陈述观点，且不提供参考文献。反映新研究或政府卫生决策和立场声明的深度报道可以为知识的个人更新和持续发展提供跟进主题。通常情况下，此类报道会提供信息来源，如政府部门，如果是研究报告，则会提供原始研究的地点和执行者。此时，可以向有关部门了解更多详情，也可以检索发表该研究的原始期刊文献。及时了解媒体报道的健康方面的文章是一种简单且有效的更新方式。此外，新闻频道网站也有健康新闻栏目，可以持续关注。可以肯定的是，患者也会阅读或浏览相关网页并关注健康方面的报道。他们通常会将这些信息保存起来，询问你对该主题的看法。能够与患者进行基于证据的有意义的对话，谈论当前的发展，甚至纠正一些误解，是在日常专业实践中建立自信和胜任力的重要方面。

实践活动 8.2　反思

想一想过去的临床实习以及你观察或参与健康促进实践的场合。

• 你如何评价这次实践活动？它好在哪里？还有哪些地方可以改进？

• 当开始下一次新的健康促进实践活动时，可以从哪些方面进行准备？

• 你将如何更新健康促进的技能和知识？

由于这项活动是基于你自身的技能发展，因此本章末尾没有提供参考提纲。

　　所有学生都会发现资金可能是个问题。分担订阅相关专业期刊的费用可能是一个解决办法。你可能有一两个好朋友，也许更多，他们也正在学习这一课程，那么你可以与他们分享阅读有关健康促进的信息和主题。或者成立学习小组，讨论课业，也可以讨论健康促进实践的方方面面，相互交流经验。同伴互助学习的好处在于，可以利用时间培养分析能力、质疑和挑战现状的能力。作为一名学生，如果每周安排时间进行阅读成为你日程表上的一项固定活动，那么你很有可能在未来成为一名合格的护士后继续保持这种知识更新方式。不过，留出阅读时间可能对一些学生而言比其他学生更有挑战性，但也有办法解决。首先，要制订计划，这样才更有可能做到。其次收集你要阅读的材料，并按优先顺序整理。也许你有每周阅读一定总时间的承诺，把总时间分解成更小的时间段，这样就可以将其纳入你的日程安排。例如：利用旅行时间在公共汽车或火车上阅读；利用休息时间阅读，为自己准备一杯茶或咖啡，静下心来阅读 20 至 30 分钟；抑或在等待约会或接孩子放学时利用碎片时间阅读。在大学里，合理利用时间，在一周中的某一天在图书馆使用电脑来进行阅读。反思你本可以用来阅读和更新健康促进知识的所有碎片时间，你就找到了保持实践更新的方法。

　　总而言之：

- 阅读优质大型报刊上有关健康的文章；
- 与朋友分担订阅相关专业健康杂志的费用，以分享有关健康促进的阅读；
- 组建学习小组，在课程中与他人分享健康促进的做法；
- 制订阅读计划，计划每周的阅读时间；制订阅读时间表，充分利用碎片时间。

　　下面的案例研究概述了一名学生对未来实践经验准备的响应。她需要制订一项计划，不断更新和进一步探索健康促进实践方面的技能。

案例研究：准备实践体验

　　伊娃（Eva）刚刚得知她将在冠心病监护病房实习。她已经完成了在内科病房的实习，那里的患者既有呼吸系统问题，也有心脏问题。在与个人发展导师的交谈中，他们讨论了伊娃在下一次实习之前需掌握的知识和技能。她的个人发展导师建议她更新自身的知识并做一些背景阅读。除了更新她对心脏解剖学和生理学的知识，导师还建议她查阅英国心脏基金会（British Heart Foundation，BHF）的官方网站，以了解有关心脏健康的更多信息。

伊娃翻阅了她的心肺复苏技能笔记，学习急救生命支持技能，并提醒自己注意心肌梗死的症状和体征。她对英国心脏基金会网站上的信息感兴趣，即在英国，有三分之一的女性和三分之一的男性死于心脏病。事实上，她发现女性死于心脏病的概率是乳腺癌的三倍，而这是她从未意识到的。伊娃决心尽可能地更新自己对相关信息的了解。她计划查阅英国心脏病基金会网站上有关"预防心脏病""生活方式建议"和"风险因素"的链接。她还计划了解患者出院前可能需要的健康促进建议，以及在之后他们还需要哪些健康促进支持。

六、保存健康促进实践记录

档案袋是记录发展、分析和评估学习和实践的手段。在大学学习期间，你可能需要编制一份本科学习和发展的记录档案，以反映你在护理课程中取得的进步。保存事件记录的多种原因包括：

- 记录专业发展和经验；
- 记录实践反思；
- 记录工作实践的重点；
- 通过记录目的和目标来帮助你安排学习。

你在档案袋中存储的信息应该不仅仅是一个"我做了什么"的活动清单。档案袋的内容必须聚焦于你所学到的知识、你如何将这些知识应用于未来的实践，或者你如何将其应用到当前的实践中。有时，学生会迷失在冗长的文字描述中，于是他们就会忘记记录，或者对自己在这次实践中学到的东西只作了非常简略的描述。因此，在解释发生了什么、学到了什么、其将如何影响未来实践以及这一事件可能会带来哪些变化（如果有的话）的时候，必须找到平衡点。作为一名健康促进的护士，在实践中营造一种健康促进的文化，是实践中值得记录的内容，因此请详细写下你对健康促进实践的反思。

下一个案例研究探讨了一名学生在健康教育活动中获得健康促进实践新经验后的反思。

案例研究：健康促进实践

贾斯汀（Justin）正在攻读护理学的学士学位。作为学习课程的一部分，他参加了一个与健康促进相关的学位水平模块。他发现该模块与他目前在泌尿生殖医学门诊部的工作非常相关。该模块的部分形成性评估策略是让学生组成一个团队，开展一次在大学内由学生联合会主持的健康教育活动。该活动是由学生（他们与贾斯汀一起学习该模块）领导的面向其他学生（其他本科生）举办的健康博览会。这是一次由同龄人主导的健康促进实践活动，其主题是性健康教育，以提高学生对衣原体感染的认识。贾斯汀觉得自己已经掌握了有关衣原体感染问题的最新知识，但他发现自己仍然需要与团队中的其他成员分享信息，并建议他们访问与公共卫生相关的衣原体筛查计划网站，以了解最新消息和更新动态。

贾斯汀缺乏举办健康展览会的经验。这将是他第一次在活动中进行健康促进实践，有很多东西需要学习！他需要为健康博览会选

择和准备资源，设立信息摊位，吸引学生的注意，与学生进行健康
交流，并向他们传递相关信息。希望他能鼓励学生进行衣原体筛查，
并在适当的情况下让学生接受检测。

所有这些健康促进的做法都可以记录在他的实践记录中，因为
在此过程中他反思了自己的学习经验，并制订了改进实践的行动
计划。

七、未来的实践

一旦成为执业领域的合格护士，你将从 NMC 规范（2015 年版）中获得持
续的专业指导。如果在国家医疗服务系统就业，NHS 信托医院可能会遵循能力
框架来支持个人发展。该能力框架被称为知识与技能框架（Knowledge and Skills
Framework，KSF），它的设计目的是（DH，2004a）：

• 确定护士在岗位上需要运用的知识和技能；

• 帮助指导护士的个人发展；

• 为所有工作人员的审查和发展提供一个公平、客观的框架；

• 为国家医疗服务体系中的职业发展奠定基础。

KSF 旨在促进优质护理，并与护士的薪酬和职业发展挂钩（RCN，2005）。
英国国家医疗服务体系中的每项工作都有知识与技能框架大纲，其中描述了人们
在申请工作时需要具备的知识和技能，并意味着护士要思考个人的健康促进技能
以及它们如何与 KSF 的要求相匹配。由英国国家医疗服务体系员工委员会委托进
行的一项独立审查发现，由于知识与技能框架的复杂性，人们对它的接受程度参
差不齐。目前，该框架已被简化，以使其更易于使用，便于护士确定他们在工作
中所需的技能，以及确定发展需求。

你和未来的部门领导将对你个人的绩效进行每年一次的审查与评估。如果你所在的医疗机构正在使用该框架，建议参照 KSF 的大纲来发展个人知识和技能。在此过程中，你可以制订个人发展计划，并将其保存在职业档案中。其中一些发展计划可能是关于提高健康促进实践技能的。知识与技能框架和发展审查过程都关乎终身学习，这在英国卫生部政策《高素质的劳动力：NHS 下一阶段审查》（*A High Quality Workforce：NHS Next Stage Review*）（DH，2008a）中有所论述，该政策非常强调将临床实践、学术发展和充分利用现有证据来提高实践水平联系起来。它也进一步承认，任何预注册护理计划的结束都不是学习的终点，而是终身学习的开始。因此，知识与技能框架可能是新获得执业资格的护士早期职业发展需求的重要工具，而实践记录将是展示实践和反思证据的重要方式，也是绩效考核时的讨论焦点。

最后，护理与助产士委员会（2015）阐释了注册护士的执业要求、注册人员的专业发展、教育和培训，以及他们是否适合执业。重新审定程序于 2015 年更新。总体而言，这一程序应能改进实践，从而对公众的保护产生益处。接受过培训的护士必须提供 450 小时的实践证据、35 小时的持续实践发展（Continuing Practice Development，CPD）证据和五份反思性实践证据，以及与另一名注册护士进行反思性讨论的进一步证据。

所有这些架构和指导原则都旨在支持你作为护士的未来实践路径，包括你的健康促进实践。你的实践记录应能证明你在个人和专业方面的发展情况，并记录你的成就，包括健康促进实践以及未来学习的个人发展规划。在上述案例研究中，贾斯汀和伊娃都必须反思自己已经知道的东西、从当前的健康促进实践学到的东西以及将来需要学习的东西。最终，他们将能够为自己作为护士的健康促进角色制订发展计划。

章节概要

本章探讨了 NMC 关于个人和专业的持续发展以及保持技能的指导意见

（2015）。本章还探讨并提出了一些保持健康促进实践不断更新的方式方法。通过对已开展的健康促进实践进行反思，护士能进一步加深对自身经历的理解。最后，本章还探讨了如何记录这些实践活动，通过探索和记录新的学习内容，以及计划如何利用这些学习内容，制订进一步发展的行动计划。

拓展阅读

1. Howatson-Jones，L（2010）*Reflective Practice in Nursing*. Exeter：Learning Matters.
这是一本对护生非常有用的书籍，介绍了反思的概念，并提供了实用性帮助，教护生运用反思的技巧。

2. Hutchfield，K（2010）*Information Skills for Nursing Students*. Exeter：Learning Matters.
这是一本对护理专业学生非常有用的书籍，介绍了关键的信息技能，帮助他们在学术研究和职业发展中保持持续学习的能力。

3. Read，S（2011）*Success with Your Professional Portfolio for Nursing Students*. Exeter：Learning Matters.
这是一本易读的书籍，提供了有关如何发展职业档案的有价值且信息丰富的指南。该书重点介绍了反思性写作。

附录　术语

倡导者（advocate）：代表他人或团体提出意见或建议的人；在健康促进方面代表个人与团体的共同努力，以获得对特定健康计划或目标的政治和社会支持。

情感（affection）：指个人的价值观、信仰和情感。

反歧视（anti-discriminatory）：对所有人，不因其肤色、性别、残障、种族、性取向和社会阶层而有任何区分对待。

委托（commission）：确保提供有效的医疗服务，满足人们的需求，同时为当地居民和纳税人提供最佳价值。

社区发展（community development）：在社区内开展工作并与社区携手合作，通过培养技能、增强社区能力来制定并评估旨在改善其健康状况的各项举措，从而促进整个社区的健康水平提升。

一致性（concordance）：是指患者和护士在基于合作而非基于依从或不依从的基础上就护理、健康结局和健康行为达成协议。

持续职业发展（continuing professional development）：专业人员有义务不断更新和提高自己的理论和实践能力。这通常是通过雇主、专业机构和大学提供的强制性或自愿性学习课程来实现的。

批判意识（critical consciousness）：巴西教育家保罗·弗莱雷（Paulo Freire）提出的一个被广泛使用的概念。它意味着个人对社会、政治和经济压迫有客观意识，并采取行动反对压迫。

文化能力（cultural competence）：具有跨多种文化工作并能成功满足来自不同文化背景的患者的健康需求的能力。

文化敏感性（cultural sensitivity）：指一个人意识到现有的文化差异以及这些差异如何影响个人行为。

人口统计学（demography）：研究人口特征（如年龄、性别、社会阶层、民族和种族）的统计数据。

赋能（empowering）：使个人能够掌控自己健康的过程。

流行病学（epidemiology）：对疾病在人群中的分布、决定因素和控制的研究。

公平公正（equity fairness）：根据需求分配健康资源的过程。

外部控制定式（external locus of control）：是指一种认为生活中发生的一系列事件与自己的努力无关的信念。

卫生议程（health agenda）：媒体、公众或政策领域中有关健康问题的议程，根据对其讨论、辩论和行动中所给予的时间、关注度和重要性进行排序。

健康行为（health behavior）：是指个人为促进、保护或保持健康而进行的活动，无论其实际或感知的健康状况如何，也无论这种行为是否客观有效地达到了这一目的（WHO，1998）。

健康收益（health gain）：由健康促进干预引起的个体或整个人群健康状况的变化。

健康改善（health improvement）：与改善人群健康有关的公共卫生领域，例如应对肥胖、性传播感染、酗酒、滥用药物和吸烟等问题。有时用作组织职能或规划文件的标题，而非健康促进。

健康结局（health outcomes）：个人或群体的健康状况因健康促进干预措施而发生的变化。

功能整体性（holistic）：一种解决健康和生活所有维度的整体方法。

健康不平等（inequalities in health）：来自不同社会阶层或种族背景的不同人群或社会中的穷人和富人之间的健康差距。

内部控制定式（internal locus of control）：一种认为自己的人生轨迹在很大程度上取决于自己的信念。

外行 / 普通人（layman）：指非专业人员。一般用于患者或社区，因此非专业人士的观点是指患者的观点，而不是护士或其他卫生专业人员的观点。

生活技能（life skills）：采取积极行为，使个人能够有效应对日常生活的要求和挑战的能力。

终身学习（lifelong learning）：在整个生命中进行的学习活动，无论是正式的还是非正式的。

生活方式（lifestyle）：一个人生活方式的行为总和，包括休闲和工作。

游说（lobbying）：试图通过与政治家的直接互动影响立法的行为，包括请愿、联系国会议员、出席公共会议或示威。

长期病症（long-term condition）：一种没有有限持续时间且目前不能治愈但可以通过药物管理的病症。

NHS：是英国国家医疗服务体系（National Health Service）的缩写。在威尔士、苏格兰和北爱尔兰，NHS 地方社区卫生服务目前指的是负责管理社区卫生服务和健康促进 / 改善的地方 NHS 组织。英格兰的 NHS 职能已经转移到了全科医生联合会（初级保健信托已经消失），而健康促进 / 改善则转移到了地方政府（自 2013 年 4 月起）。在北爱尔兰，卫生和个人社会服务以 19 个卫生和社会服务（Health and Social Services，HSS）信托的形式作为一个综合服务提供。在威尔士，有 22 个地方卫生局，涵盖了 22 个地方政府的范围。它们在很大程度上履行了英格兰初级保健信托角色。在苏格兰，NHS 被划分为 NHS 委员会。这些委员会的角色是通过实施健康改善计划来保护和改善其居民健康状况的。在各个 NHS 委员会的地理边界内，有 63 个初级保健信托（Primary Care Trust，PCT）。

非评判性的（non-judgemental）：避免对他人及其行为进行道德评判。

合作伙伴关系（partnership）：由法定机构、志愿组织、私营部门、社区和个人在健康促进的规划、实施、评估中进行的协作。

病理生理学（pathophysiology）：因疾病或损伤引起的在体内发生的异常生

理变化。

患者激活（patient activation）：是一个使患者改变其健康行为的过程。它包括患者参与决策和管理其长期病情。

同伴教育（peer education）：招募、培训和支持某一社区或某一群体成员在同龄人中开展健康促进活动的社区计划。

政策（policy）：关于如何处理某一具体问题的广泛的原则性声明，例如国家移民或住房政策。

部门（sector）：通常分为以下三类组织，由税收资助的公共部门（国家医疗服务系统和地方当局）；私营部门（企业和商业）；以及志愿部门（慈善机构、非营利组织和志愿组织）。

自我效能（self-efficacy）：相信自己有组织和执行所需行动以应对可能情境的能力。

自尊（self-esteem）：一个人认为自己有价值的程度。这对于感觉良好并采取独立行动至关重要。

自我管理（self-management）：一个超越自我保健的赋能过程，其包含健康促进的以下要素，即教育、预防、保护、态度、行为和技能。自我管理强调慢性病患者对自己的生活和健康负有责任，也强调患者是决定采取哪些行动来管理自己疾病的主要决策者。

社会阶层（social class）：是衡量一个人在社会中的地位的指标。

社会排斥（social exclusion）：指由于在社会、经济、政治和文化资源的获取上存在结构性不平等，导致某些群体或个体无法充分参与生活的现象。

社会营销（social marketing）：应用营销（销售）技术实现社会效益的过程。就健康行为而言，它意味着吸引人们转向更健康的选择和行为。

社会经济地位（socio-economic status）：一种按收入水平或职业划分社会阶层的方法，它对生活方式产生影响。

战略（strategy）：一项广泛的行动计划，明确规定要实现的目标、实现的方式和时间。它为规划提供了一个框架。

可持续（sustainable）：是指在健康服务的背景下提供保持人群长期健康福祉的服务。

远程医疗服务（telehealth）：一种使用通信技术提供医疗服务的新方式。它使卫生专业人员能够远程提供临床服务以及非临床医疗服务，例如健康促进。通常通过利用电信基础设施（例如互联网、电子邮件及短信）来实现远程医疗服务。

受害者有罪（victim blaming）：是一种强调个人行动的健康教育方法，而不包括影响个体的外部因素。换句话说，指责疾病的受害者没有采取行动来改善自己的健康。

参考文献

Acheson, D (1988) *Public Health in England.* London: HMSO.

Acheson, D (1998) *Independent Inquiry into Inequalities in Health Report.* London: The Stationery Office.

Ajzen, I and Fishbein, M (1980) *Understanding Attitudes & Predicting Social Behaviour.* Englewood Cliffs, NJ: Prentice Hall.

Atkin, WS, Edwards, R, Kralj-Hans, I, Wooldrage, K, Hart, A, Northover, JMA, Parkin, DM, Wardle, J, Duffy, SW and Cuzick, J (2010) Once only flexible sigmoidoscopy screening in prevention of colorectal cancer: a multicentre randomised controlled trial. *The Lancet,* 375 (9726): 1624-33.

Babor, TF and Higgins-Biddle, JC (2001) *Brief Intervention for Hazardous and Harmful Drinking: A Manual for Use in Primary Care.* Geneva: World Health Organization.

Bandura, A (1977) Self-efficacy: toward a unifying theory of behaviour change. *Psychological Review,* 84: 191-215.

Becker, MH (ed.) (1974) *The Health Belief Model and Personal Health Behaviour.* Thorofare, NJ: Slack.

Better Days Cancer Care (2012) Patient Navigation Launch. Available online at Betterdays.uk.com (last accessed April 2016).

Bloom, BS (1984) *Taxonomy of Educational Objectives. Handbook 1: Cognitive*

Domain. Boston，MA：Addison-Wesley.

Bowen，RL，Duffy，SW，Ryan，DA，Hart，IR and Jones，JL（2008）Early onset of breast cancer in a group of British black women. *British Journal of Cancer*，98：227-81.

Bradshaw，JR（1972）The concept of social need. *New Society*，496：640-3.

British Heart Foundation（2015）*I've Got My Blood Pressure Under Control.* Birmingham，UK：BHF.

Cabe，J，Kirk，S，Nelson，P，Greenwood，D and Bojke，L（2006）*Can Peer Education Influence People with Diabetes*? Final report to the FSA. Available online at www.foodbase.org.uk/admintools/reportdocuments/01–1-449_91_146_EPP_final_report_04–09–06_as_sent.pdf（accessed 20 October 2010）.

Cancer Research UK（2008）*Increasing Uptake of NHS Cancer Screening Services：A Screening Matters Report.* London：Cancer Research UK.

Cancer Research UK（2010）Science Update Blog. Available online at http：//scienceblog.cancerresearchuk.org/2010/04/28/new-study-marks-major-advance-in-bowel-cancer（accessed 4 July 2010）.

Cancer Research UK（2014a）*Breast Cancer in Men.* London：Cancer Research UK.

Cancer Research UK（2014b）*Screening for Prostate Cancer.* London：Cancer Research UK.

Cancer Research UK（2014c）*A Study Looking at Screening for Men Who are at an Increased Risk of Developing Prostate Cancer*（IMPACT）. London：Cancer Research.

Cummings，J（2016）*Leading Change，Adding Value：A Framework for Nursing，Midwifery and Care Staff.* NHS England 05247. Available online at：https：//www.england.nhs.uk/wp-content/uploads/2016/05/nursing-framework.pdf（accessed 10 October 2016）.

Day，M（2013）*Breast Cancer Risk for British Asian Women.* Presentation at the Cancer Outcomes Conference，National Cancer Centre Intelligence Network，Brighton，12-14 June.

Department of Health（DH）（1992）*The Health of the Nation：A Strategy for*

Health in England. London：HMSO.

Department of Health（DH）（1999）*Saving Lives：Our Healthier Nation.* London：HMSO.

Department of Health（DH）（2001）*National Service Framework for Diabetes：Standards.* London：Department of Health.

Department of Health（DH）（2003）*Toolkit for Producing Patient Information.* London：Department of Health. Available online at http：//www.dh.gov.uk/en/Publicationsandstatistics/Publications/PublicationsPolicy AndGuidance/DH_4070141（accessed 19 June 2010）.

Department of Health（DH）（2004a）*The NHS Knowledge and Skills Framework and the Development Review Process.* London：Department of Health.

Department of Health（DH）（2004b）*Choosing Health：Making Healthier Choices Easier Choices.* London：Department of Health.

Department of Health（DH）（2006）*Our Health, Our Care, Our Say.* London：Department of Health.

Department of Health（DH）（2007）*Health Literacy.* London：Department of Health.

Department of Health（DH）（2008a）*A High Quality Workforce：NHS Next Stage Review.* London：Department of Health.

Department of Health（DH）（2008b）*High Quality Care for All：The Next Stage Review Final Report.* London：Department of Health.

Department of Health（DH）（2009）*Your Health Your Way：A Guide to Long-term Conditions and Self-care.* London：Department of Health.

Department of Health（DH）（2010a）*Improving the Health and Wellbeing of People with Long-term Conditions.* London：Department of Health.

Department of Health（DH）（2010b）*Healthy Lives, Healthy People：Our Strategy for Public Health in England.* London：Department of Health.

Department of Health（DH）（2011）*National Quality Board Advice and Recommendations.* London：Department of Health.

Department of Health（DH）（2012a）*Health and Social Care 2012.* London：

Department of Health. Available online at www.legislation.gov.uk/ukpga_20120007_en.pdf（accessed 15 July 2016）.

Department of Health（DH）（2012b）NHS Mandate. London：Department of Health. Available online at www.gov.uk/government/publications/the-nhs-mandate（accessed 4 May 2013）.

Department of Health（DH）（2013）*A Framework for Sexual Health Improvement in England*. London：Department of Health.

Department of Health and Social Security（DHSS）（1980）*Inequalities in Health：Report of a Research Working Group*. London：DHSS.

Duffy, S, Tabar, L, Olsen, A, Vitak, B, Allgood, P, Chen, T, Yen, A and Smith, R（2010）Absolute numbers of lives saved and overdiagnosis in breast cancer screening, from a randomized trial and from the Breast Screening Programme in England. *Journal of Medical Screening*, 17（1）：25-30.

European Cancer Organisation（ECCO）（2016）Major differences between male and female breast cancer uncovered, but male patients still disadvantaged by lack of research, 10th European Breast Cancer Conference, March. Brussels：ECCO. Available online at https：//www.ecco-org.eu/Global/News/EBCC/EBCC10-PR/2016/03/Major-differences-between-male-and-female-breast-cancers-uncovered（last accessed April 2016）.

Gok, M, Heidman, D, van Kemenade, FJ, Berkhof, J, Rozendaal, L, Spruyt, J, Voorhurst, F, Belein, J, Babovic, M, Snijers, P and Meijer, C（2010）HPV testing on self-collected cervicovaginal lavage speci mens as screening method for women who do not attend cervical screening：cohort study. British Medical Journal, 340：c1040. Available online at www.bmj.com/content/340/bmj.c1040（accessed 6 June 2013）.

Hardyman, R, Hardy, P, Brodie, J and Stephens, R（2005）It's good to talk：comparison of a telephone helpline and website for cancer information. *Patient Education and Counseling*, 57（3）：315-20.

HM Government（2016a）*The National Living Wage：A Step Up for Britain*-HM Government UK. Available on：https：//www.livingwage.gov.uk（accessed 15 July

2016）.

HM Government（2016b）*Childhood Obesity：A Plan for Action*. Available online at：www.gov.uk/government/uploads/system/uploads/attachment_data/file/546588/ （accessed 8 September 2016）.

Hibbart, JH and Cunnningham, PJ（2008）How engaged are consumers in their health and health care, and why does it matter? *Health System Change Research Briefs*, no8, pp1-9. Available online at：www.hschange.com/CONTENT/1019 （accessed on 22 July 2016）.

Hibbart, J and Gilburt, H（2014）*Supporting People to Manage their Health. An Introduction to Patient Activation*. London：The King's Fund.

Iddo, G and Prigat, A（2004）Why organisations continue to create patient information leaflets with readability and usability problems：an exploratory study. *Health Education Research*, 20（4）：485-93.

Jacobs, I, Menton, U, Ryan, A et al.（2015）Ovarian cancer screening and mortality in the UK collaborative trial of ovarian cancer screening（UKCTOCS）： a randomised control trial. *The Lancet*, March, vol. 387, no.10022：945-956.

Kopans, D（2010）Screening for breast cancer among women in their 40s. *The Lancet Oncology*, 11（12）：1108-9.

Landy, R, Birke, H, Castanon, A and Sasieni, P（2014）Benefits and harm of cervical screening from age 20 years compared with screening from age 25 years. *British Journal of Cancer*, April 12, 110（7）1841-6.

Lorig, K, Mazonson, P and Holman, HR（1993）Evidence suggesting that health education for self management in patients with chronic arthritis has sustained health benefits while reducing health care costs. *Arthritis and Rheumatism*, 36（4）： 439-46.

Marmot, M（2010）*Fair Society, Healthy Lives：Strategic Review of Health Inequalities in England*（The Marmot Review）. Available online at www. marmotreview.org（accessed 9 January 2011）.

Marmot, M, Altman, D, Cameron, D, Dewar, J, Thompson, S and Wilcox, M（2013） The benefits and harms of breast cancer screening, an independent review. *British*

Journal of Cancer, 108（11）：2205-40.

Mencap Accessibility Team（2008）*Make it Clear：A Guide to Easy Read Information*. London：Mencap.

Mukhtar，T，Yeates，D and Goldacre，M（2013）Breast cancer mortality trends in England and the assessment of the effectiveness of mammography screening：population-based study. *Journal of the Royal Society of Medicine*，106（6）：234-42.

National Health Service（NHS）（2010）*Patient Information*. London：NHS. Available online at www.nhs.uk/tools-and-resources/patient-information（accessed 9 November 2010）.

National Health Service（NHS）（2014）*Choices：Abdominal Aortic Aneurysm Screening*. Available online at http：//www.nhs.uk/Conditions/abdominal-aortic-aneurysm-screening/Pages/Introduction.aspx（accessed April 2016）.

National Health Service（NHS）（2016）*Screening Programme，Abdominal Aortic Aneurysm Programme，Nurse Specialist Best Practice Guidelines*. London：PHE Publications，NHS.

National Health Service（NHS）Choices（2016）'*Exercise-labels' Should be Added to Food Packets，Expert Argues-Health News. London：NHS England*. Available online at http：//www.nhs.uk/news/2016/04April/Pages/Exercise-labels-should-be-added-to-food-packets-expert-argues.aspx（accessed 17 July 2016）.

National Health Service England（2014）*Five Year Forward View*. London：NHS England. Available online at https：//www.england.nhs.uk（accessed on 25 July 2016）.

National Health Service England（2016）*Enhancing the Quality of Life for People Living with Long-term Conditions*. London：NHS England. Available online at https：//www.england.nhs.uk/resources/resources-for-ccgs/out-fwrk/dom-2（accessed on 25 July 2016）.

National Institute for Health and Care Excellence（NICE）（2007）*Behaviour Change at Population，Community and Individual Levels*. Public Health Guidance 6. London：NICE.

National Primary Care Research and Development Centre（2007）*National Evaluation of the Expert Patients Programme. Key Findings（Research into Expert Patients – Outcomes in a Randomised Trial）*，Executive Summary 44，March. Manchester， UK：National Primary Care Research and Development Centre. Available online at www.npcrdc.ac.uk/r5.25（accessed on 17 July 2016）.

Naylor，C，Parsonage，M，McDaid，D，Knapp，M，Fossey，M and Galea，A（2012） *Long-term Conditions and Mental Health：The Cost of Co-morbidities*. London： The King's Fund and Centre for Mental Health.

Nightingale，F（1859）*Notes on Nursing：What It Is and What It Is Not*（2007 edition）. Radford，VA：Wilder Publications.

Nursing and Midwifery Council（NMC）（2010）*Standards for Pre-registration Nursing Education*. London：NMC.

Nursing and Midwifery Council（NMC）（2015）*The Code：Professional Standards of Practice and Behavior for Nurses and Midwives*. London：NMC.

Office for National Statistics（2015）*Internet Access：Households and Individuals*. Available online at www.onsgov.uk/ons/rel/rdit2/Internet-access-households-and-individuals/2015/index.html（accessed June 2015）.

Office of the Public Guardian（2009）*Making Decisions：A Guide for Family， Friends and Other Unpaid Carers：The Mental Capacity Act*（4th edn）. London： OPG.

Prime Minister's Commission on the Future of Nursing and Midwifery in England （2010）*Front Line Care*. London：COI.

Prochaska，JO and DiClemente，CC（1982）Transtheoretical therapy：toward a more integrative model of change. *Psychotherapy：Theory Research and Practice*， 20：161-73.

Public Health Wales（2013）*Report into Measles Outbreak*，published 12 November. Available online at www.wales.nhs.uk/sitesplus/888/news/29688（accessed 4 December 2013）.

Richmond Group of Charities（2016）*Live Longer，Live Well. How We can Achieve the World Health Organization's '25 by 25' Goals in the UK. A Report by the*

Richmond Group of Charities. London: Richmond Group of Charities, June. Available online at www.richmondgroupofcharities.org.uk/publications (accessed 5 September 2016).

Rollnick, S, Miller, WR and Butler, CC (2008) *Motivational Interviewing in Health Care: Helping Patients Change Behaviour*. New York: Guilford Press.

Rotter, JB (1966) Generalised expectancies for internal and external control of reinforcement. *Psychological Monographs*, 80 (609): 1-28.

Royal College of Nursing (RCN) (2005) *NHS Knowledge and Skills Framework: Outlines for Nursing Posts. RCN Guidance for Nurses and Managers in Creating KSF Outlines in the NHS*. London: RCN.

Royal College of Nursing (RCN) (2012) *Going Upstream: Nursing's Contribution to Public Health*. London: RCN.

Royal National Institute of Blind People (RNIB) (2004) *See It Right Pack*. London: RNIB.

Salem, DS, Kamal, RM, Mandour, SM, Salah, LA and Wessam, R (2013) Breast imaging in the young: the role of MRI in breast cancer screening, diagnosis and follow up. *Journal of Thoracic Disease*, June (suppl.1) S9-S18, doi: 10.3978/j.issn.2072-1439.2013.0502.

Screening.nhs.uk (accessed June 2016).

Self Care Forum (2013) *Save our NHS: Time for Action on Self Care*. London: Self Care Forum. Available online at www.selfcareforum.org/2013/10/09/mandate-for-self-care (accessed 4 December 2013).

Tannahill, A (1985) What is health promotion? *Health Education Journal*, 44: 167-8.

Tannahill, A (2009) Health promotion: the Tannahill model revisited. *Public Health*, 123: 396-9.

Tones, BK and Tilford, S (2001) *Health Promotion: Effectiveness, Efficiency and Equity* (3rd edn). Cheltenham: Stanley Thornes.

UK National Screening Committee (UK NSC) (2014) *The Handbook for Vascular Risk Assessment, Risk Reduction and Risk Management* (Updated). Leicester,

UK：University of Leicester and UK Screening Committee.

UK National Screening Committee（UK NSC）（2015）*UK screening portal*. Available online at：https：//www.gov.uk/government/publications/uk-national-screening-committee-recommendations-annual-report（accessed 5 July 2016）.

Waller，J，Jackowska，M，Marlow，L and Wardle，J（2012）Exploring age differences in reasons for non attendance for cervical screening in a qualitative study. *British Journal of Obstetrics and Gynecology*，119，26-32.

Wanless，D（2002）*Securing Our Future Health：Taking a Long-term View-An Independent Review*. London：HM Treasury.

Weller，DP and Campbell，C（2009）*Uptake in cancer screening programmes：a priority in cancer control*. British Journal of Cancer，101（S2）：S55-9.

Whitehead，M（1988）*The Health Divide*. London：Penguin.

Williams，B，Poulter，NR，Brown，MJ，Davis，M，McInnes，GT，Potter，JF，Sever，PS and Thom，S McG（2004）Guidelines for management of hypertension：report of the fourth working party of the British Hypertension Society，2004–BHS Ⅳ. *Journal of Human Hypertension*，18（3）：139-85.

World Health Assembly（1998）*Health-for-all Policy for the Twenty-first Century*（Resolution WHA51.7）. Geneva：World Health Organization. Available online at http：//dataplan.info/cb21/archiv/material/world healthdeclaration.pdf（accessed 7 May 2010）.

World Health Organization（WHO）（1948）*Constitution of the World Health Organization*. Geneva：WHO. Available online at www.who.int/governance/eb/who_constitution_en.pdf（accessed 7 July 2010）.

World Health Organization（WHO）（1978）*Primary Health Care：The Alma Ata Conference*. Geneva：WHO. Available online at www.who.int/hpr/NPH/docs/declaration_almaata.pdf（accessed 7 July 2010）.

World Health Organization（WHO）（1981）*Global Strategy for Health for All by the Year 2000*. Geneva：WHO. Available online at whqlibdoc.who.int/publications/9241800038.pdf（accessed 8 July 2010）.

World Health Organization（WHO）（1986）*The Ottawa Charter，First*

International Conference on Health Promotion，*21 November*. Geneva：WHO. Available online at：http：//www.who.int/healthpromotion/ conferences/previous/ ottawa/en（accessed 3 May 2013）.

World Health Organization（WHO）（1988）*Adelaide Recommendations on Healthy Public Policy*. Geneva：WHO. Available online at：http：//www.who.int/ healthpromotion/conferences/previous/adelaide/en/index. html（accessed 4 May 2013）.

World Health Organization（WHO）（1991）*Sundsvall Statement on Supportive Environments for Health*，Third International Conference on Health Promotion，Sundsvall，9–15 June. Geneva：WHO. Available online at：www.who.int/ healthpromotion/conferences/previous/sundsvall/en（accessed 5 May 2013）.

World Health Organization（WHO）（1997）*Jakarta Declaration on Leading Health Promotion into the 21st Century*，Fourth International Conference on Health Promotion，Jakarta，21–25 July. Geneva：WHO. Available online at：www.who. int/healthpromotion/conferences/previous/jakarta/declaration/en（accessed 6 May 2013）.

World Health Organization（WHO）（1998）*Health 21*：*Health For All in the 21st Century*. Geneva：WHO. Available online at：www.euro.who.int/ data/assets/pdf_file/0003/88590/EHFA5-E.pdf.

World Health Organization（WHO）（2005）*Bangkok Charter for Health Promotion in a Globalised World*. Geneva：WHO. Available online at：www.who.int/ healthpromotion/conferences/6gchp/bangkok_charter/en（accessed 3 May 2013）.

World Health Organization（WHO）（2009）*Track 2*：*Health Literacy and Health Behavior*，7th Global Conference on Health Promotion：track themes. Available online at：www.who.int/healthpromotion/conferences/ 7gchp/track2/en/index.html（accessed 5 May 2013）.

World Health Organization（WHO）（2013）*Global Action Plan* 2013–2020. Geneva：WHO.

World Health Organization（WHO）（2014）*Global Status Report on Non-communicable Disease*. Geneva：WHO.

图书在版编目（CIP）数据

健康促进与公共卫生：原书第3版/（英）达里尔·
埃文斯（Daryl Evans），（英）迪娜·库萨夫蒂基
（Dina Coutsaftiki），（英）帕特丽夏·法瑟斯
（Patricia Fathers）著；崔璀，田俊英译.--重庆：
重庆大学出版社，2025.7.--（护理实践与转化译丛）.
ISBN 978-7-5689-5161-6

Ⅰ.R126.4；R47

中国国家版本馆CIP数据核字第202545BE04号

健康促进与公共卫生（原书第3版）
JIANKANG CUJIN YU GONGGONG WEISHENG（YUANSHU DI 3 BAN）

［英］达里尔·埃文斯　　［英］迪娜·库萨夫蒂基　　［英］帕特丽夏·法瑟斯　著
崔　璀　田俊英　主译

策划编辑：胡　斌
责任编辑：胡　斌　　版式设计：胡　斌
责任校对：邹　忌　　责任印制：张　策

重庆大学出版社出版发行
出版人：陈晓阳
社址：重庆市沙坪坝区大学城西路21号
邮编：401331
电话：（023）88617190　88617185（中小学）
传真：（023）88617186　88617166
网址：http://www.cqup.com.cn
邮箱：fxk@cqup.com.cn（营销中心）
全国新华书店经销
重庆市正前方彩色印刷有限公司印刷

开本：720mm×1020mm　1/16　印张：14.25　字数：232千
2025年7月第1版　2025年7月第1次印刷
ISBN 978-7-5689-5161-6　　定价：68.00元